B.A. Thieke

# Ich zeig Dir was Du träumen wirst

G E I S T R E I S E N

FSC
www.fsc.org
MIX
Papier aus verantwortungsvollen Quellen
Paper from responsible sources
FSC® C105338


Ich zeig Dir was Du träumen wirst - Geistreisen
Herstellung und Verlag: Books on Demand GmbH, Norderstedt
Bibliografische Information der Deutschen Nationalbibliothek
Die deutsche Nationalbibliothek verzeichnet diese Publikation in der Deutschen Nationalbibliografie; detaillierte bibliografische Daten sind im Internet über http://dnb.d-nb.de abrufbar

Text und Illustrationen: B.A. Thieke
Umschlaggestaltung: B.A. Thieke
Umschlagfoto vorn: K. Steinberg
Foto Rückseite: Privataufnahme

**Mit Dank an die Arbeitsgruppe:**
Lektorat: Petra Thieke
Satz und Korrektur: Wolfgang Thieke
Spirituelle Inspiration und Beratung: Jannes Kujath

ISBN 978-3-8448-7170-8

*Hallo,*
*ich freue mich, dass wir uns hier begegnen…*

*Dieses Buch ist gemacht für Leise-Leser, die Ruhe und Entspannung finden wollen.*
*Für Neugierige, die bunte Bilder und sich selbst entdecken wollen.*
*Für Vor-Leser und für all die, die denen lauschen.*
*Gemacht für entspannende und heilsame Momente.*

*Ich wünsche mir, dass dir und allen anderen dieses Buch gefällt, Spaß macht und hilft.*

*Eure Balu*

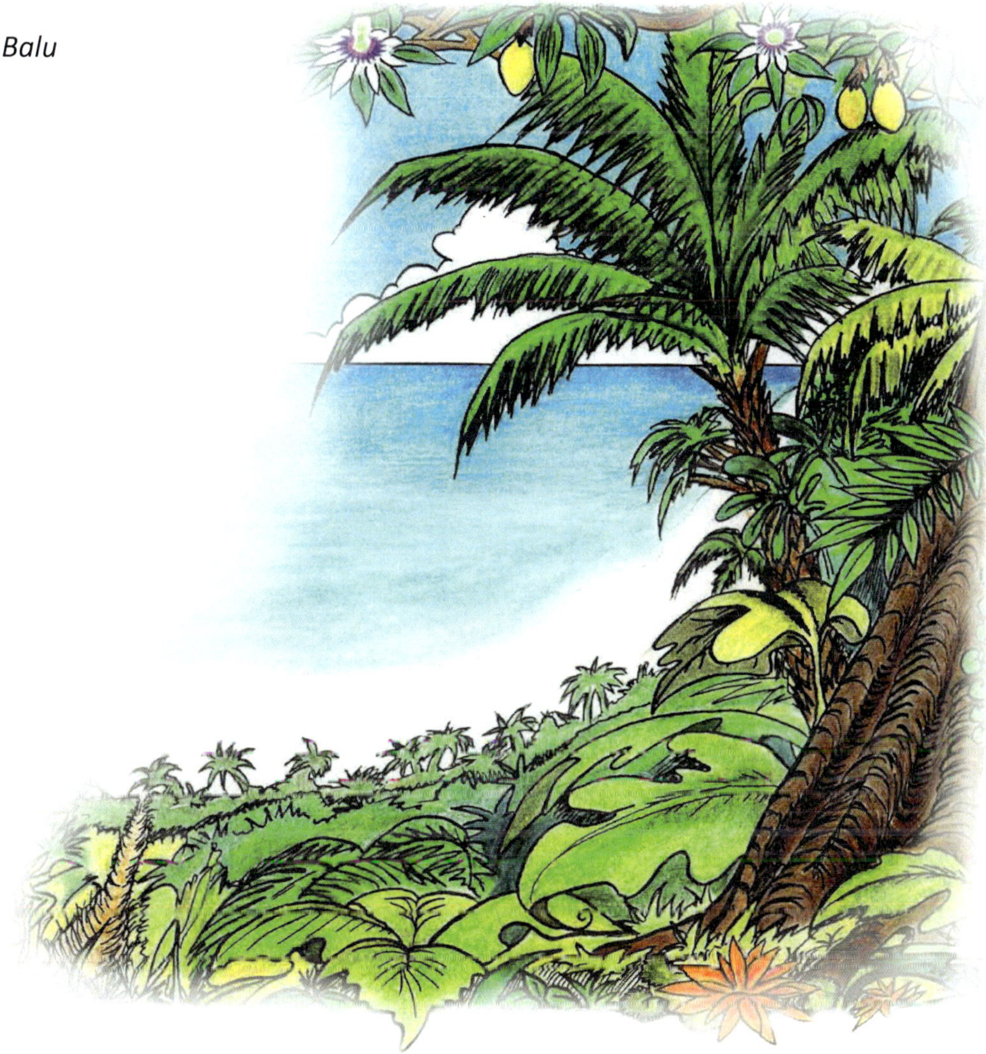

# Inhaltsverzeichnis

**Suggestionen, Heil- und Atemmeditationen, Ruhebilder**

## Vorwörtliche Bedienungsanleitung

Gute Reise!
nomen est omen

**Was erwartet dich in diesem Buch?**
Geistreisen, Entspannungs- und Meditationsübungen, Gedanken, Informationen und eigene Zeichnungen zu den Reisen.

Wie du es auch nennst - es gibt viele Bezeichnungen und Wortkreationen, die oft das gleiche, manchmal ähnliches oder auch nur verwandtes meinen. Ich spreche von Fantasiereisen, geführten Tagträumen, Suggestionsreisen, hypnotischen Reisen, Heilreisen, Symbolreisen, Traumreisen, Körperreisen, autogenen Impressionen... Ich nenne die Form der geistigen Fortbewegung

**„geführte, entspannende Geistreisen"**

- ***Geführt***, weil die Reisen, die du in diesem Buch findest, dir als Leser oder deinen Zuhörern, den Reiseweg, das Reiseziel und die Ereignisse weitestgehend vorgeben.
- ***Entspannend,*** weil die Botschaft der Reisen in erster Linie Entspannung ist.
- ***Geistreisen,*** weil niemand genau weiß, wer oder was, aber sehr wahrscheinlich der *Geist* die Reisen unternimmt.

**...und was genau ist eine „Geistreise"?**
Eine Geistreise ist ein Film, der in entspanntem Zustand durch Worte, die du liest oder hörst, vor deinem inneren Auge entsteht...

## Hinweise zu den Texten

In den informativen Kapiteln des 1.Teils des Buches findest du folgende Symbole:

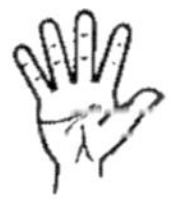

**Die Hand** weist dich auf eine wichtige oder interessante Zusatzinformation hin.

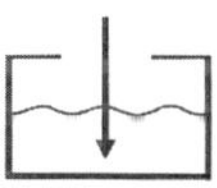

**Vertiefung:** für diejenigen, die mehr wissen wollen. Der Hinweis für eine intensivere Beschäftigung mit dem jeweiligen Thema.

*Der Schnell-Leser mit Hang zum Überlesen wird die Vertiefungen, ohne Verständnis-Schaden zu nehmen, überlesen können.*

**Tempo- und Betonungshilfen**

In den Reise- und Entspannungstexten erhältst du durch die Form der Textgestaltung und andere leicht zu erkennende Hinweise Unterstützung für dein Lese- bzw. Sprechtempo und die Betonung.

*Bevor du weiterliest, empfehle ich dir, im 2. Teil des Buches Seite 153 aufzuschlagen, um dir einen Überblick zu verschaffen, damit du weißt, auf was sich die folgenden Erklärungen beziehen.*

● Zur leichteren Orientierung findest du zu Beginn eines jeden Reisetextes ein Wortband mit Stichworten - wobei die vordergründigen Ziele besonders hervorgehoben sind

Bsp.: Entspannung **Heilung** Körpergefühl ...

● Variable Inhalte findest du grau und in eckigen Klammern.
Du kannst sie mitlesen, weglassen oder verändern. Entscheidend ist, ob du leise für dich liest, anderen vorliest, einschlafen, weiterreisen oder Inhalte verändern möchtest. Ganz nach Aufgabe und Ziel der Reise.

Bsp.: „ Du sinkst in einen - [kurzen] - erholsamen Schlaf"

(Mitlesen, wenn du weiter reisen möchtest, weglassen, wenn es als Gutenachtgeschichte gedacht ist)

● Suggestivbotschaften, also Botschaften, die sich an das Unterbewusstsein richten, sind *kursiv* gedruckt.

Bsp.: Entspannt schaust du hinauf in den blauen Himmel.
*~ Alles erscheint dir klar und du verstehst viel besser ~*

● Begleit- oder besonders „leise" Sätze sind ebenfalls kursiv, aber grau gedruckt. Du kannst sie mit etwas gesenkter Stimme sprechen und so in die Unterbetonung gehen.

Bsp.: *Noch immer knistert das Feuer im Kamin*

● Starke Betonungen oder Überbetonungen findest du **fett** hervorgehoben.

● Worte, die besonders gedehnt und langsam gesprochen werden, sind g e s p e r r t dargestellt.

Bsp.: „Du hast nun Zeit... V i e l Zeit"

● Ein etwas verzögerter aber betonter Beginn nach einer Lesepause wird durch einen vorangestellten Gedankenstrich und der Betonung des ersten Buchstabens gekennzeichnet.
Bsp.: „Entspannt gleitet dein Blick über das Meer… **-D**och was ist das?"

● Längere Pausen, die dir Zeit für die bildliche Vorstellung oder das Nachspüren einer Szene geben, findest du durch drei Punkte markiert - kürzere Pausen durch Gedankenstriche und in einigen Fällen durch größere Wortzwischenräume.
Bsp.: „Schau dich erst mal in Ruhe um... Du hast nun Zeit - Freizeit…"
oder: *„Ich bin überall"*

● **die Schlaf-Sterne** zeigen dir Textstellen an, die sich besonders gut für das Sinkenlassen des Buches eignen, wenn du die Reise als Einschlafhilfe nutzt.

## Die Sprache

Die Sprache der Geistreisen wechselt zwischen einer einfachen, klaren Bild-, Erlebnis- und Gefühlssprache und einer suggestiven bis vagen Sprachform, einer vom „Milton Model"* und dem NLP** inspirierten Hypnose-Sprache, welche Raum für eigene Interpretationen bietet, den Verstand beruhigt und dem Ohr des Unterbewusstseins ganz nahe ist.
Wenn du erst beginnst, dich mit Geistreisen, Suggestions- oder hypnotischen Sprachmustern und Texten zu befassen, erscheinen dir beim ersten Lesen einer Reise einige Formulierungen oder die Grammatik vielleicht ungewohnt.

Auf ein paar Besonderheiten möchte ich dich deshalb aufmerksam machen:

**Verbund-Sätze**
Das Verbundwort oder die Sinngruppe beendet eine Aussage und ist zugleich der Beginn einer neuen. Lies einen Verbundsatz im Gleichton, sozusagen „in Einem durch", ohne das scheinbar fehlende Satzzeichen mitzulesen.

Bsp.: „Die Wasseroberfläche ist glatt‿ganz still‿bist auch du.“
**ineinandergreifender Verbund**

„Du spürst die Ruhe‿in dir‿breitet sich Harmonie aus“
**reduzierender Verbund**

## Tilgungen oder Aussparungen

Der bewusste Verzicht konkreter Satzinhalte, gleich welcher Art, öffnet den Weg zu den Antworten, die im Unterbewusstsein schlummern.

Bsp.: „Und das, was dir der Meereswind zuflüstert, hilft dir, die Antwort zu finden“
**einfache Tilgung** - Was flüstert der Meereswind? Welche Antwort?

„Sieh die Schönheit um dich herum. Jeder Tag auf deiner Insel ist schön.“
**ungenaue Verallgemeinerung + Generalisierung**

"Alles was du nun siehst, kann dir helfen, besser zu verstehen"
**generalisierte Verallgemeinerung**

---

* Milton Erickson, innovativer amerikanischer Psychiater und Psychotherapeut.
** NLP = Neurolinguistisches Programmieren, weltweit angewandtes Kommunikationsmodell, das z.B. in der Pädagogik, in der Psychotherapie, in der Juristik, in allen Bereichen des Coachings und in der Unterhaltungsbranche Anwendung findet.

## Grundausstattung für eine gelungene Geistreise

### die Vorbereitung

**Reiseutensilien:**
Sehr bequeme lockere Kleidung
Eine bequeme Liege- oder Sitzmöglichkeit
Eine kuschelige Decke und evtl. ein Kissen
Ein ruhiger, warmer Raum bzw. Ort
*für Zuhörer*: Evtl. ein Tuch für die Augen

**Reisevorbereitungen:**
Lüfte den Raum, stell dein Telefon aus, lege deine Uhr ab, gehe vorher zur Toilette und sage allen, dass du die nächste Stunde ungestört sein möchtest. Nimm dir Zeit und freue dich auf die Reise...

***Extras: Kerzenlicht, Musik und Düfte***
Vielleicht unterstreichst du die Reisezeit zusätzlich mit warmem Kerzenlicht, entspannender Musik und wohltuenden Düften...
● Die Musik sollte wirklich nur leise und im Hintergrund spielen. Du kannst auch eine themenbezogene Geräuschkulisse wie Meeresrauschen, Vogelgezwitscher oder buddhistischen Tempelgesang wählen.
Sehr gut und für jede Art Reise eignen sich sphärische Klänge, ruhige Harfen- oder langsame Piano-Musik. Je öfter du deine bevorzugte Musik hörst, umso schneller stellt sich dein Entspannungszustand ein.
● Auch können dezente, rein natürliche Duft-Öle (und Rauchzeug) wie Rose, Orangenblüte, Jasmin, Melisse, Myrrhe oder Sandelholz die Atmosphäre bereichern. Die feinen Duftstoffe lösen über die Nase in unserem Gehirn Nervenimpulse aus, die in uns Gefühle wie Wohlbefinden und Zufriedenheit erzeugen.
***Ein wirklicher Geheimtipp*** *ist das im Asiatischen häufig verwendete Neroli-Öl der Blüten des Bitterorangen-Baumes.*

**Hinweis für Leise-Leser:**
Gemütlich auf der Couch, entspannt im Garten, abgetaucht vom Trubel des Alltags oder abends im Bett als Gutenachtreise vor dem Einschlafen.
Du liest dir selber vor, ob laut oder leise - lies langsam, so als würdest du jemand anderem vorlesen.

Lass Worte zu Bildern werden - lass den Worten Zeit, zu Bildern zu werden. Gib ihnen Form, Farbe und Klang durch deine Vorstellungskraft.
***Lies hierzu auch „Wie erzähle ich mir selbst eine Geschichte?“ auf Seite 81***

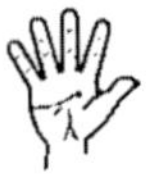

*Die Informationen des folgenden Kapitels (einschl. Seite 19) sind nicht nur für Vorleser interessant - sie können auch dir, dem Leise-Leser, eine nützliche Hilfe sein.*

## Tipps für Vorleser und Gruppenleiter

Lies dir eine Reise, bevor du sie vorliest oder mit ihr arbeitest, einmal in Ruhe durch. So weißt du, was dich erwartet. Du wirst flüssiger lesen bzw. sprechen können und bist mit dem Inhalt vertraut.

- Lüfte vor Reisebeginn den Raum, schau, ob deine Zuhörer bequem sitzen oder entspannt liegen.
- Im Idealfall dämpfst du das Licht und entzündest vielleicht eine Kerze.
- Werde selbst ganz ruhig - deine ruhige Stimmung und deine gute Absicht werden sich immer positiv auf deine Zuhörer auswirken.
- Wenn du mit nur einer Person die Reise unternimmst, kannst du auf deren Atemrhythmus achten und dich ihm zur Einstimmung anschließen.

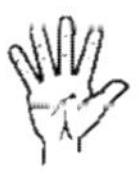

*Etwas erzählt oder vorgelesen zu bekommen ist eine sehr schöne Form der Zuwendung. Es kann an die Kindheit erinnern, als die Eltern einem abends vor dem Schlafengehen eine Gutenachtgeschichte vorlasen. Doch viele haben dies nie erlebt. Du kannst denen ein Geschenk machen, die es nie erfuhren, Märchen oder Geschichten vorgelesen bekommen zu haben und diese Lücke mit den Reisen und der damit verbundenen Aufmerksamkeit, Zeit und Zuwendung im Nachhinein schließen.*

- Wenn du das Gefühl hast, dass dein Zuhörer momentan labil oder unruhig ist, wähle eine Reise mit hauptsächlich entspannendem und beruhigendem Ziel oder unternehmt eine Atemübung mit begleitendem Ruhebild.

*Eine Auswahl findest du im letzten Kapitel ab Seite 225*

- Wenn du einem ungeübten Zuhörer eine Geistreise vorliest oder einen neuen Teilnehmer in deiner Gruppe hast, informiere ihn kurz über das, was geschieht, den zeitlichen und inhaltlichen Ablauf der Reise bzw. der entspannenden Übung. Diese Information beruhigt und schenkt Sicherheit.

Bei der Entspannung, beim Sport, beim Arzt (sogar beim Friseur) und bei allen Therapieformen gilt:

***Sage, was du tun wirst - sage, was du tust - sage, was du getan hast***

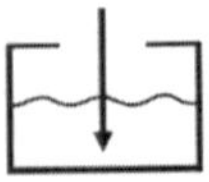

**Stimmprobe**

Trage die Geistreisen und Entspannungsübungen in der Grundstimmung vor, die du beim Zuhörer erzeugen willst. Lies mit warmer Stimme. So kannst du Ruhe, Entspannung und Geborgenheit transportieren.

Ganz Praktisches:

● Trinke, bevor du beginnst, einen Schluck Wasser, Tee oder Saft (ein trockner Hals ist wirklich ungünstig).

● Atme tief durch und, auch das hat sich bewährt, lockere deine Kiefer- und Gesichtsmuskulatur.

● Du kannst dich für eine klare Aussprache mit Sprechübungen, wie sie professionelle Sprecher und Schauspieler durchführen, vorbereiten:
Bsp.: Sprich erst laut und dann stimmlos mit überdeutlichen Mundbewegungen: a – e – i – o – u;
dann: ba be bi bo bu, da de di do du, fa fe fi fo fu, ga ge gi go gu,
ha he hi ho hu, ja je ji jo ju, ka ke ki ko ku, la le li lo lu,
ma me mi mo mu, na ne ni no nu, pa pe pi po pu,
qua que qui quo quu, ra re ri ro ru, sa se si so su,
ta te ti to tu, wa we wi wo wu, za ze zi zo zu

● Sprich ruhig und deutlich. Nimm eine Körperhaltung ein, die dir ein freies Atmen erlaubt und deine Stimme klar, sanft und satt klingen lässt.
Deine Zuhörer wollen hören, dass du es durch und durch gut meinst.
Mit einer entspannt-offenen Körperhaltung und einer freundlich-gelassenen Mimik kannst du diese Stimmung erheblich unterstreichen. Deine Zuhörer können mit geschlossenen Augen dein Gesicht „sehen“. Deine Mimik und Körperhaltung sind zu „hören“, denn sie färben den Klang deiner Worte.

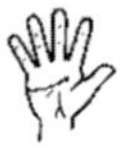

*Denke mal ans Telefonieren: Am Klang der Stimme nimmt man wahr, ob der Gesprächsteilnehmer eher gelangweilt, mit seinen Gedanken woanders oder ob er mit dem Herzen und ganzer Aufmerksamkeit bei der Sache ist.*

● Möchtest du beim Zuhörer mehr Aufmerksamkeit auf ein Geschehen in der Reise lenken oder die Wahrnehmung schärfen (im Einzelfall den Dahindämmernden vor dem Tiefschlaf bewahren), kannst du mit der Modulation deiner Stimme eine gewisse Spannung oder Dynamik erzeugen. Wenn du dir noch etwas unsicher bist, übe dich darin.

Arbeite kreativ mit deiner Stimme, Mimik und unter Umständen auch mit deiner Gestik (diese solltest du allerdings sparsam einsetzen bzw. im Griff haben, denn sonst besteht die Gefahr, dass du deine Reisen einem Shakespeare-Schauspieler ähnlich vorträgst und statt ruhender Zuhörer begeisterte Zuschauer hast).
Entspanne dich, atme tief durch, fahr, wenn nötig ein wenig runter und freue dich auf deine Aufgabe - die dir selbst so viel geben kann.

Grundsätzlich gilt: Lies in ruhigem Tempo, gib deinen Zuhörern und auch dir ausreichend Zeit, Bilder entstehen zu lassen, Gehörtes und Gelesenes in seinem Sinn zu erfassen. Denn erst eine sensible und bewusste Betonung verleiht dem Text Seele.

***Extra-Tipp:*** *Hast du ein Diktier- oder ein anderes Gerät für Tonaufnahmen? Nimm dich selbst beim Vorlesen auf und sei anschließend dein wohlmeinender Kritiker.*

## Was tun wenn...

Auch wenn wir es uns wünschen, unsere Zuhörer liegen nicht alle und nicht immer in offen entspannter Position, lauschen unseren Worten und formen daraus aufmerksam, in meditativer Ruhe eine bunte Bilderwelt und haben im Anschluss eine für sie beglückende Erkenntnis gewonnen. Es gibt Situationen, auf die du dich vorbereiten kannst, auch wenn sie eher selten vorkommen:

### ... ein Zuhörer einschläft?

Das Einschlafen von Zuhörern, die eigentlich entspannt an der Geistreise teilnehmen wollten und sollten, ist wohl die häufigste „Ausnahme-Situation". Wenn das Einschlafen unfreiwillig geschieht und der „Einschläfer" sogar enttäuscht ist, nichts mitbekommen zu haben, sprecht über die Gründe und überlegt euch gemeinsam Maßnahmen zum Erhalt der Aufmerksamkeit (meist genügt schon eine andere Körperhaltung). Wenn du das Gefühl hast, dass dein Zuhörer einschlafen möchte und bei Wiederholung wenig Maßnahmen zum

Wachbleiben unternimmt - dann lass ihn (solange er nicht schnarcht) schlafen. Für manche ist das Gefühl des behüteten Einschlafens, begleitet vom warmen Gleichton deiner Stimme, so wunderbar, dass das Interesse am Inhalt der Reise dahinter zurückbleibt.
***Tipp: Halte die VEPh kurz. Zur Erhaltung der Aufmerksamkeit kannst du Wach-Formeln (Seite 223 ) einbauen.***

**... ein Zuhörer schnarcht?**
Schnarchen stört. Die Gruppe, dich und nicht zuletzt den Schnarcher selbst, denn es reduziert seine Sauerstoffaufnahme und ist wohl ein sicherer Hinweis, dass er eingeschlafen ist. Es lässt sich nicht vermeiden, wenn jemand schnarcht, musst du ihn darin unterbrechen. Ein leichtes Antippen genügt meist schon. Eine andere Liegeposition, wie die Seitenlage bzw. eine sitzende Haltung, löst meist das Problem.
Wenn dein Zuhörer in der Einzelsitzung schnarcht, kannst du ihn ebenfalls darauf aufmerksam machen oder, wenn du starke Nerven hast, die Geräuschkulisse ertragen, bis die Reise beendet ist.

**... ein Zuhörer weint?**
Wenn ein Zuhörer in der Gruppe zu weinen beginnt, kannst du dich ruhig zu ihm setzen und ihm einfach nur zeigen, dass du da bist. Auch wirkt es tröstend oder beruhigend, wenn du ihm deine Hand auf den Arm legst. Wende dich ihm erst in dieser Form zu, wenn er wirklich *weint*. Es ist völlig normal, dass ab und zu auch mal eine Träne fließt - das ist in Ordnung, denn oft bedeuten die Tränen Erkenntnis oder Befreiung und bedürfen nicht unbedingt eines Trostes. Wenn du spürst, dass dein Zuhörer offen ist, kannst du nach der Reise *alleine* mit ihm darüber sprechen und ihm so zeigen, dass du bei ihm warst. In Einzelsitzungen ist eine direkte Resonanz einfacher. Du kannst ihm sagen, dass es o.k. ist, wenn er weint und ihn fragen, ob ihr mit der Reise fortfahren wollt.

**... ein Zuhörer unruhig ist?**

Unruhe kann viele Ursachen haben, die meist unbeabsichtigt sind und sich in der Regel von allein legt. Manchen Teilnehmern fällt es beim ersten Mal schwer, die Augen zu schließen oder sie wechseln häufiger ihre Position.
Auch Niesen, Husten oder den Raum verlassen sind Dinge, auf die du während der Reise nicht zu reagieren brauchst.
Doch wenn jemand wirklich *stört*, also mit Bonbonpapier raschelt, laut kichert oder Flüsterkontakt zum Nachbarn aufnimmt, kannst du eingreifen und sanft aber deutlich für Ruhe sorgen.
***Tipp: Du kannst die Vorbereitende Entspannungsphase intensivieren und in den Reise-Text regelmäßig Ruhe-Formeln (Seite 222) einfügen.***

***... bei einem Zuhörer Ängste entstehen?***

Es ist möglich, dass ein Zuhörer statt der gesprochenen Worte und der damit verbundenen inneren Bilder etwas völlig anderes sieht und wahrnimmt. Solange diese Bilder einfach nur da sind und *keine* Angst machen, ist es in Ordnung. Wenn aber dein Zuhörer von immer wiederkehrenden unheimlichen Bildern oder Begegnungen während der Sitzungen berichtet und Angst hat, empfiehl ihm, sich Rat bei einem guten Therapeuten zu holen und mit ihm die Sache zu besprechen. Bei akuter Angst lass dir das Bild, die Figur oder die Situation genau erzählen und beschreiben. Seht euch dabei in die Augen - das kann für den Moment den Schrecken lindern. Für solche Fälle ist es hilfreich, wenn du deinem Teilnehmer zur Linderung ein Glas Wasser mit Rescue-Tropfen (Bachblüten) anbieten kannst.
***Tipp: Baue in die Reise Sorglos- und Sicherheits-Formeln ein (Seite 222).***

**!** Für Menschen mit akuter Angstneurose oder schizophrenem Leiden sind Geist-reisen außerhalb eines Therapieprogrammes ungeeignet.

**... ein Zuhörer die Geistreise ablehnt?**

Wenn du in Folge einer sportlichen Betätigung, als Konzept deines Kurses, eine Geistreise zur Entspannung durchführst und ein Teilnehmer die Beteiligung ablehnt, dann kannst du ihm anbieten, einfach nur dabei zu sein. Er muss sich ja nicht hinlegen, die Augen schließen und „mitreisen". Eine Ablehnung ist oft begründet in der Angst vor Kontrollverlust. Das reine Beobachten der „Entspannungsszene" seitens des Teilnehmers kann den Weg für die eigene Entspannung ebnen.

Wenn jedoch ein Teilnehmer deines Kurses lediglich dem sportlichen Teil beiwohnen möchte und selbst die stille Anwesenheit während der Entspannungsphase aus der Distanz ablehnt, ist es an dir zu beurteilen, ob die Unterbrechung des Kurses, durch das vorzeitige Verlassen des Raumes, die Gruppe insoweit irritiert, dass es besser ist, wenn der besagte Teilnehmer an einem anderen Sport-Kurs ohne Tiefenentspannung teilnimmt.

## Die Geistreise als Gutenachtgeschichte (Teil 1)

Gewolltes und ungewolltes Einschlafen

### Tipps für Leise-Leser (die einschlafen **wollen**)

Erledige alles, was du zu erledigen hast. Mache dich „bettfein" und kuschle dich bequem ins Bett. Vielleicht begibst du dich schon in deine Lieblings-Schlafstellung, so dass du, wenn der Schlaf schon ganz nahe ist, nur noch die Nachttischlampe ausknipsen musst.
Lies langsam - atme langsam - lass dir Zeit...
Beende die Reise dort, wo du die Schlaf-Sterne 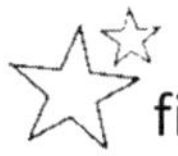 findest - oder an einer anderen für dich entspannenden (ermüdenden) Stelle im Text.

***Lies hierzu „Die Geistreise als Gutenachtgeschichte (Teil 2)" auf Seite 82***

### Tipps für Einschläfer (die auf gar **keinen** Fall einschlafen wollen)

Egal ob du selber liest oder vorgelesen bekommst: Wenn du die Geistreise entspannt aber aufmerksam miterleben möchtest, vermeide Uhrzeiten, Orte und eine Körperhaltung, die dein unerwünschtes Einschlafen fördern.
Eine entspannte Sitzhaltung kann es dir möglich machen, die Reise in voller Länge zu genießen. Wenn du eine liegende Position bevorzugst, kann es hilfreich sein, einen Arm nach oben auszustrecken oder den Kopf auf einen weichen Chi-Ball zu betten (das ist bequem, aber eine völlige Erschlaffung der Muskulatur würde ein Abrollen des Kopfes bedeuten). Auch wurde mir von Teilnehmern berichtet, dass bei Brillenträgern das Aufbehalten der Brille vor unerwünschtem Einschlafen schützen kann...
Wenn du wirklich müde bist und das Bedürfnis nach Schlaf hast, dann tu es doch - und ärgere dich nicht, dass du wieder mal eingeschlafen bist. Nutze die Reise dann auch als Einschlafreise.

### Für Vorleser

Liest du anderen eine Geistreise als Gutenacht- oder Einschlafgeschichte vor, kannst du dein Lesetempo nochmals drosseln. Verzichte auf spannungsreiche Überbetonungen. Lies ruhig, eher leise, und wenn du wahrnimmst, dass dein Zuhörer langsam einschläft, kannst du die Betonungsbögen abflachen und mehr in die Unterbetonung gehen.

## Bitte nochmal!

immer wieder

Erinnerst du dich vielleicht daran, dass du als Kind dein Lieblingsmärchen immer wieder hören wolltest? Oder du dir dein Lieblings-Bilderbuch immer wieder angeschaut hast? Erst nach vielmaligem Hören oder Anschauen war deine Bilderwelt ausgefüllt und die Geschichten wurden dir immer vertrauter. Genauso sinnvoll, oft auch notwendig, ist es, eine Geistreise mehrmals zu unternehmen. Mit der Zeit können sich Lieblingsreisen entwickeln, auf die du dich, als Leise-Leser, oder deine Zuhörer besonders freuen. Und schon beim Lesen oder Hören des Titels stimmt ihr euch auf den vertrauten Inhalt ein und taucht so schnell in den gewünscht entspannten Zustand.

Zum anderen wirst du sehen, wenn du mit einzelnen Personen oder Gruppen arbeitest (das gilt ebenso für dich als Leise-Leser), dass du bestimmte Reisen und Übungen immer wieder unternehmen kannst und sie werden immer wieder *anders* sein - in deiner Erzählweise und in den Köpfen der Teilnehmer. Ein und dieselbe Geschichte kann immer wieder neu interpretiert werden, und das hängt von der Stimmungslage, dem Bewusstseinszustand, der aktuellen Lebens- und Gefühlslage deiner Zuhörer ab. Ob die Wiederholung in direkter Folge oder in größeren Abständen geschieht, kann Teil deines Konzeptes sein oder auch auf Wunsch oder Bitte der Zuhörer geschehen.
Insbesondere bei der Absicht der Problembewältigung, im Rahmen der therapeutischen Arbeit, ist es durchaus sinnvoll, eine Reise mehrmals zu erleben.
Der Zuhörer kann so, z.B. in einem anschließenden Gespräch, anhand der vertrauten Reflexionsfläche, welche die wiederholte Reise bietet, spüren, ob sich in seiner Wahrnehmung und in ihm etwas verändert hat.

***Es ist sehr beruhigend zu wissen, was kommt - und es erleichtert das Fallenlassen in die völlige Entspannung***

Wie schade wäre es, wenn du jede Reise nur einmalig unternehmen würdest und diese dann nicht mehr zur Anwendung käme...
Unternimmst du eine Reise zum ersten Mal, kann es durchaus sein, dass du selbst oder die Zuhörer, besonders, wenn sie noch unerfahren mit entspannenden Geistreisen sind, den Inhalt der Reise nur lückenhaft mitbekommen und nur Bruchstücke mit an das Wachbewusstsein „retten“ (unberücksichtigt, was ins Unterbewusstsein vordringt).

Einige Teilnehmer müssen sich noch „trainieren“ in der Umsetzung von gehörten Worten in Bilder (Visualisieren). Einige werden durch Gedanken des Alltags abgelenkt, und andere schlafen vielleicht ein. Auf jeden Fall würde es so sein, dass, wenn du mit relativ ungeübten Teilnehmern eine brandneue Reise unternimmst und danach Fragen zu Ablauf und Inhalt stellen würdest, dich viele große Augen ein wenig verträumt und ratlos anschauen.

## Was sind die Bestandteile einer Geistreise?

● In den Geistreisen, insbesondere in der Vorbereitenden Entspannungs-Phase (VEPh), findest du Elemente der Grund- und Mittelstufe des Autogenen Trainings*, der intensiven Körperwahrnehmung, Atemmeditation, Progressiven Muskelentspannung und andere mentale Entspannungshilfen.

● Dann folgt der Reiseweg (RW) und das eigentliche Thema, das Reiseziel (RZ).

● Anschließend werden wir durch die Rückhol-Phase (RhPh) wieder in das Hier und Jetzt geleitet. *(Welches wir dann hoffentlich entspannt und gestärkt mit völlig neuen Augen betrachten können)*

---

*was wörtlich übersetzt „selbst erzeugt“ bedeutet.
Entwickelt um 1930 von dem Berliner Neurologen und Psychiater J.H. Schultz. Zur damaligen Zeit glichen die Formelsätze kurzen, militärischen Anweisungen. Schultz selbst stellte sich bis zu seinem Tod (1970) gegen jede Änderung seiner Vorgaben und bestand auf seiner reduzierten Form der Anweisung. Heute sind die Formeln oft bildhaft eingebettet und weicher formuliert. In medizinischen Studien konnte klar nachgewiesen werden, dass das Autogene Training, durch seine ausgleichende Wirkung, direkten positiven Einfluss auf psycho-somatische Beschwerden hat und deutlich durch positive Neu-Orientierungen bei seelischen Problemen hilft.

## Aufbau und Struktur einer Geistreise

### Beispiel eines ausführlichen Ablaufes in vier Phasen:

### 1.Vorbereitende Entspannungs-Phase (VEPh)

**Allgemeine Einstimmung*** *(bei der Gruppen- oder Einzelarbeit, z.B. einstimmende Worte während die Teilnehmer ihre Position einnehmen, du die Musik einlegst etc.)*

**Einleitende Entspannung**

- Stimmungsformel (wahlweise individuelle Ruhe-, Kraft-, Aufmerksamkeits- oder Schlafformel) - bei (Auto-)Suggestion in *ICH*-Form
- Schwereübung für die Senkung des Muskeltonus
- Wärmeübung für die Gefäßerweiterung
- Atembeobachtung für Ruhe und Rhythmus
- Herzformel für Harmonie, Freude und positive Einstimmung
- Bauch- oder Sonnengeflechts-Zuwendung für Wärme und Weichheit
- Kopf- und Stirnzuwendung für Frische und Freiheit
- mentale Entspannungshilfe

### 2. Reiseweg (RW)

Lösen, Aufsteigen, Weg nach Innen oder anderer Transfer

### 3. Reiseziel (RZ)

Individueller Ort, Inhalt und Thema in Bild-, Symbol-, Sinnes- und Gefühlssprache

**4. Rückhol-Phase (RhPh)** beinhaltet Rückreise und Rückkehr. Diese Phase beginnt noch am Reiseziel. Bei einem zu diesem Zeitpunkt möglicherweise und bei ungeübten Teilnehmern häufig schlafnahen Zustand wird der Reisende „schonend" in den Bereich der entspannten Aufmerksamkeit zurückgeführt, um dann ganz bewusst durch eine körperlich und geistig aktivierende Rücknahme ins Hier und Jetzt zurückzukehren.

---

*Für die Einstimmung in der Einzel- und Gruppenarbeit kannst du sehr gut die *Wir-Form* wählen. Du erreichst die Entspannenden so in einer Phase, in der sie die Umgebung und die Anwesenheit einer oder mehrerer Personen im Raum noch wahrnehmen.

Das „Wir" entspricht zu diesem Zeitpunkt dem Realitätsbewusstsein und dem Sicherheitsbedürfnis vieler Teilnehmer und hilft, die Entspannung stufenweise aufzubauen.

Die anschließend und hauptsächlich verwendete *Du-Form* löst die Teilnehmer - und auch den Leser - für geraume Zeit aus der Verantwortung. Zudem signalisiert ein „Du": „Es geht jetzt nur um mich"

Die seltenere *Ich-Form* findet Anwendung bei (Auto-)Suggestionen, wirkt dadurch implizierend und erreicht dich oder deine Zuhörer auf direktem Wege.

## ...und wie kann ich eine Geistreise aktiv verändern?

Der Ablauf einer Geistreise ist zwar klar gegliedert, unterliegt aber keinen starren *inhaltlichen* Regeln.
Aufgrund der übersichtlichen Einteilung der Texte in **VEPh, RW, RZ und RhPh** hast du die Möglichkeit, z.B. einen Reiseweg (RW), der dir besonders gut gefällt, mehrfach zu verwenden und ihn, durch Austausch, in einer anderen Reise einzusetzen - das gilt natürlich für jeden der Blöcke.

Auch durch das Einfügen bzw. Austauschen von Ruhe-, Schlaf- oder anderen Formeln (ab Seite 221) kannst du die Reise deinen Bedürfnissen anpassen und nach deinen Wünschen verändern.
*Ich empfehle dir, die gewünschten Formeln bzw. Suggestionen aufzuschreiben oder zu kopieren, mit einem Hinweis zu versehen und dann während des Lesens einzufügen.*

Die Beschreibung des Reiseziels (RZ) entspricht dem einer Erzählung oder eines Reiseberichtes. Und dennoch wirst du immer wieder Freiräume entdecken, in denen du z.B. die Farbe einer Blume, das Aussehen eines Tieres und sogar den weiteren Reiseverlauf selbst bestimmen kannst (Vario-Reise).

In einigen Geistreisen* findest du zu Beginn Schilderungen von Schnelligkeit, Eile, Lärm, Unordnung oder das Bild eines tosenden Meeres.
Sie repräsentieren Zustände, die jeder von uns kennt, vielleicht auch darunter leidet. Sie verdeutlichen uns, *warum* wir die Reise unternehmen. Sie nehmen eine Stellvertreter-Position ein und verstärken die Wahrnehmung des wohltuenden Prozesses von der Anspannung über die Spannung bis hin zur Entspannung.

**Für Vorleser:** Mit ein wenig Übung kannst du die Beschreibung eines Ortes, eines Gegenstandes, einer Person oder einer Situation erweitern und ausmalen; kannst Objekte oder Handlungen frei hinzufügen und so die Reise immer wieder neu gestalten. Selbst kleine Veränderungen, die vom Zuhörer oft nur unbewusst registriert werden, frischen die Reise auf und erhöhen die Aufmerksamkeit. Wenn du schon geübt bist oder sicher und frei reden kannst, ist es dir möglich, die Wortwahl und sogar den Verlauf der Handlung spontan und nach Gefühl zu verändern.

Das kreative Füllen und Gestalten der Orte und das Auskleiden einer klar definierten Rahmenbedingung bietet dir oder deinen Zuhörern einen sicheren Boden für fantasievolle und persönliche *Sicht*weisen und Interpretationen. Zudem sind die Handlungen, die Ereignisse, die Begegnungen und die darin vorkommenden Symbole ausschließlich positiv besetzt, was ein Merkmal einer geführten Imagination ohne direkten therapeutischen Auftrag sein *muss*.
Das bedeutet in jedem Fall Sicherheit für den nicht therapeutisch ausgebildeten Vor- und Selbstleser.
(Wenn du therapeutisch mit freien Assoziationen arbeitest, weißt du sicher, wie du die Reisen entsprechend öffnen und umgestalten kannst.)

---

*Nach dem Sturm, Das Gewächshaus, Ich habe dir immer einen Rosengarten versprochen und Hier geht`s lang

## Und was kommt dann?

die Zeit danach

Die Geistreise ist beendet. Du oder deine Gruppe seid nach der Rückhol-Phase wieder wohlbehalten im Hier und Jetzt angekommen. Was geschieht nun? Welche Möglichkeiten hast du, deine Reiseerlebnisse zu verinnerlichen oder zu verarbeiten? Welche Brücken kannst du bauen, die in den Alltag führen, welche Hilfen hast du, die schönen Erlebnisse und Gefühle, die du in der Reise hattest, zu erhalten, die Erinnerungen an die Bilder wach zu halten?

Kommen Geistreisen in der Therapie zur Anwendung, werden verschiedene Varianten der Nachbearbeitung angeboten. Malen, Basteln, Schreiben, Einzel- oder Gruppengespräche mit oder ohne Interpretationsziel - und natürlich ist es möglich, auch ohne fachliche Ausbildung nach den Reisen zu malen, zu formen oder Gespräche zu führen - aber dies sollte frei von Interpretation, Wertung und Beurteilung seitens des Vorlesers geschehen.

Ich empfehle dir, insbesondere, wenn du *nicht therapeutisch* arbeitest, dir selbst und anderen aber Entspannung, Glück und Wohlbefinden schenken möchtest, im Anschluss an die Reise die entstandene Ruhe und Harmonie einfach zu genießen und die Reisen sooft und regelmäßig zu unternehmen, wie es dir gefällt.

## „Entspannen Sie bitte jetzt!" das Belohnungsprinzip

Es ist verständlich, dass es den meisten von uns schwerfällt, von jetzt auf gleich zu entspannen. Auch wenn wir unter Anspannung stehen oder überarbeitet sind und uns Entspannung und Ruhe wünschen, heißt das nicht, dass wir auch in der Lage sind, uns ohne Vorbereitung wirklich zu entspannen. Um den Stress und seine Folgen, die Anspannungen und Anstrengungen des Alltags zu lösen, ist es hilfreich, sie erst einmal spür- und erlebbar zu machen und uns ihrer bewusst zu werden.

Kommen wir aus *scheinbarer* Ruhe (auch wenn in uns die Stresssymptome toben) und wollten nun entspannen, kann es sein, dass unser Körper sowie unser Bewusstsein uns einen Strich durch die Rechnung machen.
Obwohl mit besten Vorsätzen, werden wir unruhig, können die körperliche Ruhe und die Stille, die uns umgeben, nicht genießen oder gar ertragen. Diese Unruhe-Reaktion erklärt sich u.a. durch die unmittelbar vor der Entspannung fehlende Anstrengung.

Eine gute Einstimmung für eine entspannende Geistreise und somit stellvertretend für die zurückliegenden Anstrengungen des Alltages kann eine sportliche Betätigung sein.
Durch die unmittelbar vorangegangene Anstrengung bedienen wir uns des Belohnungsprinzips und machen den Weg in die Entspannung frei. Dabei ist es zweitrangig, ob dies eine kleine Fahrradtour, ein Aerobic-Kurs, eine Trainingseinheit an Kraftgeräten, eine Stunde Yoga oder Pilates ist.
Wir vergegenwärtigen uns durch die körperliche Betätigung nochmals der Anstrengung und des Gefühls für die Belastung und bündeln sie stellvertretend. Genauer handelt es sich um eine konzentrierte, aber positiv stimmende Vorerschöpfung, durch die wir eine hilfreiche Einstimmung für unsere entspannenden Geistreisen finden.

### Stellvertreter oder Ausgleichsaktivität?

Welche Einstimmung wir wählen, hängt von der persönlichen Belastung bzw. der Anspannung ab. Charakter und Inhalte der Vorerschöpfung können *stellvertretend* oder auch *ausgleichend* zu unseren Alltagsbelastungen sein.
Finde heraus, welche positive Vorerschöpfung und Vergegenwärtigung am besten zu den Belastungen deines Alltages passen.

**Beispiele für Stellvertreter:**

*„Durch meine körperlich einseitige und oft angespannte Tätigkeit in sitzender Haltung leide ich an Verspannungen. Durch die Progressive Muskelanspannung nach Jacobsen* (siehe Seite 101) mache ich mir die Muskelverspannungen nochmals bewusst. Ich mache sie aktuell fühlbar, indem ich die Muskeln aktiv an- und wieder aktiv entspanne. So kann ich in der darauf folgenden Entspannungsphase die damit verbundenen tieferen Blockaden, Verspannungen, Störungen oder Probleme leichter auflösen."* Oder:

*„Mein Leben ist hektisch, Termin- und Zeitdruck nehmen mir sprichwörtlich den Atem. Ich habe das Gefühl, keine Puste mehr zu haben. Ein gemäßigter Ausdauersport kann mir erstens helfen, meine Kondition zu verbessern, aber mir auch das Gefühl „des außer Puste seins" vergegenwärtigen und mir so den Weg in die Ruhe und die Entspannung erleichtern."*

***Eine positiv-gebündelte Vorerschöpfung kann eine Überzeichnung der zu lösenden Überbeanspruchung sein***

**Beispiel für einen Ausgleich:**

*„Mein Leben ist turbulent und ich bin sehr aktiv, was zeitweilig zu hohen körperlichen Belastungen und innerer Unruhe führt. Yoga und Pilates oder ein ruhiger Spaziergang sind da sinnvolle Ausgleiche, die mir helfen, mich selbst und den Boden unter mir wieder zu spüren und meine innere Balance wiederzufinden."* Oder:

*„Mein Leben war nicht immer einfach. Gesundheitliche Probleme haben zeitweise meine ganze Aufmerksamkeit und Kraft gefordert. Manchmal ist mir, als hätte ich die Kontrolle und das Gefühl für meinen Körper verloren. Yoga, Pilates und andere konzentrierte Gymnastikarten haben mir geholfen, mein Körpergefühl zurückzugewinnen. Bei der anschließenden Entspannung kann ich dann alles Belastende abgeben und die guten Dinge in mir aufnehmen."*

*Befindest du dich allerdings in einer für dich akut belastenden Situation und sind deine Beschwerden aktuell spürbar, ist eine erneute Vergegenwärtigung nicht nötig. Besonders dann nicht, wenn du dir nur noch Ruhe und Entspannung wünschst und diese durch die Geistreise als sofort wohltuend empfindest.*

Also, was du auch machst - spüre, ob es sich gut anfühlt, und wenn ja - dann ist es auch genau richtig für dich.

*Eine von dem amerikanischen Arzt Edmund Jacobsen entwickelte Entspannungstechnik.

## Stress

**ist stressig...**

Ein stressiges Thema, über das wir vielleicht gern hinwegblättern würden, oder? Weil wir ihn haben, den Stress; und gar nicht genau wissen, was ist das eigentlich? Woher kommt er, was löst ihn aus? Und wie können wir den Stress regulieren und reduzieren?

***Nur wen ich erkenne, den kann ich ansprechen und auch bitten, wieder zu gehen***

Das Wort „Stress" tauchte erstmals 1936 in der wissenschaftlichen Arbeit von Dr. Hans Selye, dem Vater der Stressforschung, auf.*
In der heutigen Zeit, und vor allem in unserem Sprachgebrauch, wird es für so ziemlich alle Zustände oder Situationen verwendet, die uns nerven oder uns über den Kopf wachsen. Und sicherlich kann und konnte jeder von uns es schon auf sich anwenden: „Heute war ein stressiger Tag", „ich habe gerade so viel Stress", „ich bin gestresst" oder „es war eine stressige Zeit". Stress bedeutet im allgemeinen eine Überforderung, die sich körperlich und seelisch bemerkbar macht.

Grundsätzlich können wir erst einmal zwei Arten von Stress unterscheiden:

**Positiver Stress oder Eustress** (Eu= griechisch für Harmonie, gut, schön)
Positiver Stress bedeutet: wirklich viel zu tun zu haben, ein hohes Maß an Aktivität, unter erwartungsvoller Spannung stehen, sich kurzzeitig verausgaben usw. Dieser Stress steigert unsere Leistungsfähigkeit, macht uns aufmerksam, belebt und erhöht die Immunabwehr.

**Negativer Stress oder Disstress** (Dis = schlecht, krankhaft)
Der negative Stress kann bei anhaltender Belastung, Überforderung oder Zwängen, ständigem Streit, Zeitdruck, übersteigertem Leistungsdruck, unfreiwilliger Einsamkeit oder dem Gefühl, einer Situation machtlos ausgeliefert zu sein, entstehen. Dieser Stress kann uns krank machen.
Körper, Geist und Seele können Schaden nehmen.

---

*„Stress" ist englisch und bedeutet u.a. Belastung, Anspannung.
Ursprünglich aus dem lateinischen Wort „strictus", was stramm und gespannt heißt.

Diese beiden Stressarten unterscheiden sich nochmals:

**Akuter Stress**
Das sind Situationen, die nur kurzfristig auf uns wirken: Prüfungsstress, Lampenfieber, unvorhergesehene Neuigkeiten, einen „Schreck bekommen". Der akute Stress kann schnell kommen und genauso schnell wieder verschwinden. Er kann saisonal auftreten, also nur zu bestimmten Zeiten, in besonderen Situationen und ist so nur vorübergehend.

**Chronischer Stress**
Dieser Stress dauert länger an, er kann in kurzen wiederkehrenden Abständen kommen und gehen oder scheint dauerhaft zu bleiben. Ständiger Umsatz-, Leistungs- oder Termindruck, andauernde partnerschaftliche Probleme, tiefsitzende Ängste, Schuldgefühle, Depressionen usw. können hier die Auslöser sein.

**Neurostress**

Neurostress fasst Krankheiten und Symptome zusammen, die durch Dauerstress ausgelöst werden. Erst seit ca. 20 Jahren befasst sich die Psychoneuroimmunologie, ein noch recht junger medizinisch-wissenschaftlicher Bereich, mit diesem Krankheitsbild. Dauerstress stört das Gleichgewicht unserer neuralen Botenstoffe, Neurotransmitter wie u.a. Adrenalin, Noradrenalin, Serotonin und Dopamin.
Diese Botenstoffe sind wichtig für unsere Gefühlswelt, unser Gedächtnis, unseren Antrieb, unsere Lernbereitschaft und Lebensfreude. Wird das Gleichgewicht und die Arbeit der Botenstoffe gestört, können Krankheiten wie das chronische Müdigkeitssyndrom, Depression, Burnout, Fibromyalgie die Folge sein.

Und wir unterscheiden zwischen: **Stressor** und **Stressreaktion**:
*Stressoren* sind die Situationen und Umstände, die den Stress auslösen:
z.B: Streitthemen und -situationen, bestimmte Orte, Personen, unbewältigte Erinnerungen usw.
*Stressreaktionen* sind die Auswirkungen auf Körper und Psyche:
z.B: Konzentrations- und Gedächtnisschwäche, Albträume, Denkblockaden, Nervosität, Ängste, Wut, Schwindel, Sehstörungen, Herzrasen, Atemnot, starkes Schwitzen, Magen- und Darmgeschwüre, Verdauungsprobleme, ständige Müdigkeit, Migräne, erhöhter Blutdruck, Kreislaufschwankungen, Hormonstörungen, Muskelverspannungen, Zittern, Kopf- und Rückenschmerzen usw.

Alle drei, den **Stress** selbst, die **Stressoren** und die **Stressreaktionen**, können wir positiv beeinflussen.

**...aber wie?**
Indem wir harmonische Ausgleiche schaffen zwischen:

Anspannung und Entspannung
Lärm und Stille
Bewegung und körperlicher Ruhe
grüblerischen Gedanken und Träumen
Hyperaktivität und Faulenzen
Streit und Versöhnung
Hunger und Sättigung
Neid und Gönnen
Geiz und Freigiebigkeit...

Wenn wir negativen Stress haben, sind wir aus dem Gleichgewicht geraten - sind nicht mehr im Lot. Die für unsere Gesundheit und unser Wohlbefinden so unerlässliche Harmonie fehlt. Und diese Harmonie gilt es wiederherzustellen.

## Ein paar Tipps für einen stressfreien Tag

- Sortiere deine Aufgaben und schreibe sie auf eine Liste. Entscheide, was Vorrang hat und was du heute wirklich erledigen kannst. Getanes kannst du abhaken.
- Gönne dir unbedingt zwischendurch eine kleine, entspannende Pause. Trinke einen Kaffee, einen Tee, recke und strecke dich, schau dabei aus dem Fenster oder genieße den Moment der Ruhe.
- Atme sooft es geht bewusst tief und ruhig durch.
- Integriere in dein tägliches Leben 1 – 2 Entspannungsübungen.
- Nimm sooft es geht eine positive, offene Körperhaltung ein und lächle - so als ob du dich gerade über irgendetwas freust.

***Tipps für eine stressfreie Nacht findest du auf Seite 83-84***

## Trügerische Helfer und falsche Freunde

Allzu oft versucht man auch, den Stresssymptomen auf chemischem Weg durch beruhigende Medikamente und Schlafmittel Herr zu werden.

Ich sehe das sehr kritisch und empfehle in jedem Fall, wenn eine solche medikamentöse Behandlung durch einen Arzt bereits erfolgte, die Notwendigkeit nochmals mit ihm zu besprechen, dem Arzt den Wunsch zum Ausstieg dieser Behandlungsmethode mitzuteilen und sie dann Schritt für Schritt gemeinsam mit ihm zu gestalten.

*Ich denke, dass viele Ärzte über diese Initiative des Patienten erfreut sind. Liegt eine Verschreibung chemischer Helfer doch oftmals auch dem Wunsch oder der Erwartung vieler Patienten nach scheinbar schneller Hilfe „ohne Selbstbeteiligung" zugrunde.*

Ebenso schädlich und sogar gefährlich kann natürlich der Versuch der Stressbewältigung durch Alkohol oder andere vermeintlich beruhigende Substanzen sein.

## Die Befreiung...

Es gibt unzählige und sehr individuelle Möglichkeiten des Stressabbaus, die meist auch miteinander kombinierbar sind: Sport (ob Fitness, Krafttraining, Tanzen, Yoga oder Pilates - in der Gruppe oder für dich allein - entscheidend ist, dass es dir guttut), Wandern, Verreisen (oder ganz Aussteigen), Ernährungsumstellung, Lesen, Malen, Musizieren, Handarbeiten, Gartenarbeit, Beschäftigung mit dem Haustier, Schreiben, gute Gespräche usw.

Vieles davon sollte in jedem Fall, ganz nach Neigung, einen festen Platz in unserem Leben haben, präventiv und besonders bei bestehendem Stress.

Doch vielleicht suchst du nach einem zusätzlichen Weg:

Für eine längerfristige und hoffentlich andauernde Regulation des Umgangs mit Stress sind **entspannende Geistreisen** ein sehr effektives Werkzeug und eine wirklich nebenwirkungsfreie Medizin.
Mehr noch: Durch die Integration von entspannenden und ausgleichenden Übungen (regelmäßiges Lesen oder Hören von Geistreisen, Atemmeditationen etc.) schaffen wir ein neues Bewusstsein, programmieren uns um und können dadurch zu Menschen werden, die negativen Stress kaum noch zulassen.
Resultat dieser positiven „Umprogrammierung" kann sein, dass wir sehr viel schneller Situationen erkennen, die für uns bislang negativen Stress zur Folge hatten. Z.B. können wir den Umfang und das Ausmaß einer Arbeit in Bezug zu unseren Kräften besser einschätzen lernen.

Egal ob es sich um einen Aktenberg, die Vorbereitung eines Festes oder unsere körperliche Kraft für einen Wohnungs-Umzug handelt.
Vielleicht bewirken unsere positiven Veränderungen auch, dass wir für Orte oder auch Menschen, die Stress für uns bedeuten könnten, sensibilisiert werden. Zum einen müssen wir diese Orte, wenn wir frei wählen können, einfach nicht mehr aufsuchen oder lernen, wenn es nicht vermeidbar ist, entspannter damit umzugehen. D.h., wir bekommen nach und nach eine neue Sicht auf die Dinge.

## Ein bisschen BIO - was geschieht da mit uns?

Das, was uns zum Schwitzen und unsere Tränen zum Fließen bringt, das, was den Hals trocken werden lässt, unser Herz zum Rasen bringt und uns dann wieder ganz ruhig werden lässt, ist das vegetative oder autonome (eigenständig, willentlich kaum beeinflussbar) Nervensystem*

Das vegetative Nervensystem setzt sich u.a.** aus Sympathikus und Parasympathikus zusammen, zwei sich ergänzende und mitunter konkurrierende Systeme:
**Der Sympathikus** beschleunigt u.a. den Herzschlag und die Atmung, erhöht den Blutdruck, fördert die Schweißproduktion, stoppt den Speichelfluss, hemmt die Verdauung und das Denken - wappnet uns für die Flucht oder den Angriff. Die Hormone Adrenalin, Noradrenalin, Ephedrin u.e.m. werden freigesetzt. Ein ständig aktiver Sympathikus bedeutet Dauerstress.
**Der Parasympathikus,** der Gegenspieler, sorgt nach einer Stresssituation wieder für Erholung, indem er den Herzschlag und die Atmung verlangsamt, den Blutdruck senkt, die Schweißproduktion hemmt, den Speichelfluss und die Verdauung sowie das Denken wieder in Gang setzt.
Der funktionierende Ausgleich beider Systeme ist also enorm wichtig für die Stressbewältigung.

---

* Das vegetative Nervensystem steht in direkter Verbindung zum Hypothalamus, einem Teil des Zwischenhirns, der Produktionsstätte von freisetzenden und hemmenden Hormonen und somit dem übergeordneten Zentrum der vegetativen Funktionen.
**Hinzu kommen (und das nur für die Vollständigkeit) das intramurale und das enteritische System, welche die Hohlorgane und den Verdauungstrakt auskleiden.

Bei andauerndem Stress, *ohne* die erforderlichen Ruhephasen, kann es zu einem Ungleichgewicht mit zeitgleicher Überlappung beider Systeme kommen. Die Aktivität des Sympathikus überlagert die entspannende parasympathische Wirkung. Bei z.B. ständigem Lampenfieber oder bei ständiger Angst, vor anderen Menschen zu sprechen, erhöht sich der Pulsschlag, Schweiß fließt, die Hände zittern, das Denken ist blockiert.
Zeitgleich versucht der beruhigende Parasympathikus auszugleichen - kommt aber nicht gegen den Sympathikus an. So überlagert, hat man die nervösen Erscheinungen des Sympathikus, kombiniert mit z.B. Durchfall-Symptomen und Atemnot durch Bronchienverengung, die dann dem Ausgleichsversuch durch den Parasympathikus zu Grunde liegen.

Ein weiterer Grund der Überlagerung beider Systeme liegt im ursprünglichen Nutzen dieses Systems.
Denken wir an unsere Vorfahren. Bei Gefahr reagiert der Körper mit der Ausschüttung von Stresshormonen, aktiviert die typisch sympathischen Körperreaktionen und entscheidet zwischen Flucht, Angriff oder gar Erstarrung.
In allen Fällen kann der Körper durch die Anstrengung bzw. die Muskelanspannung die Stresshormone wieder abbauen.
Fehlt die körperliche Anstrengung bei einer solchen Stresssituation, verbleiben die Stresshormone im Blut und es kommt zu besagter Überlagerung, die uns chronisch stresskrank machen kann.

Heutzutage entstehen Stresssituationen und die damit verbundenen Reaktionen zum großen Teil im beruflichen Umfeld oder durch zwischenmenschliche Diskrepanzen auf kommunikativer Ebene. Vorerst also Stress im Kopf. Dieser Stress baut sich nicht allein durch körperliche Anstrengung ab.
Für eine erfolgreiche Stressbewältigung solcher Art bedarf es einer Lösung. Bleibt jedoch der Versuch einer Lösung für eine stressproduzierende Problematik ergebnislos, kann dies zu langfristigen Stressreaktionen wie Verspannungen oder Bluthochdruck führen.

Der „moderne" Stressabbau ist unbedingt lösungsorientiert und erreicht durch eine zufriedenstellende Entwicklung - um so mehr, wenn *ich selbst* aktiv zur Lösung beitrage - eine Absenkung der Stresshormone.

## Die Entspannung aktivieren

Erst mal in Fahrt gekommen, animieren sich die vom Sympathikus angeregten vitalen Funktionen, wie Herzschlag, Atmung, Gehirn, Muskeltonus etc. immer wieder selbst. Eine Kettenreaktion, die sich zu einem Schwungkreis schließt.
Hinzu kommt, dass das Sympathische Nervensystem aus mindestens acht für die Erregung zuständigen Hauptsystemen besteht und der beruhigende Parasympathikus aus lediglich dreien. Das Sympathische System ist also klar in der Überzahl. Um wirklich zu entspannen, reicht es nicht aus, lediglich die angeregten Funktionen zu beruhigen. So paradox es klingt, wir müssen das entspannende System aktivieren, um wirklich zur Ruhe zu kommen.

Die fünf Voraussetzungen für eine bewusst herbeigeführte und völlige Entspannung sind folgende:

**1.** Erkenne die Notwendigkeit deiner Entspannungszeit.
Ein gutes Gewissen, ein freier Kopf und die Erkenntnis, dass Entspannung wirklich wichtig ist - genauso wichtig wie eine aktive, zielorientierte Aktion in deinem Alltag.

**2.** Eine bequeme Position, in der du deine Muskeln lösen kannst.
Interessanterweise wird durch die liegende Position ein noch verstärkender Entspannungsimpuls ausgelöst: Im Nacken und im Bereich des oberen Brustkorbes haben wir Drucksensoren, die ein Entspannung einleitendes Zentrum im Gehirn, den Nucleus tractus solitarii, ansprechen.

**3.** Eine ruhige, anfangs bewusst gesteuerte, tiefe Atmung für die Regulation des Atems und eine gleichmäßige Wellenbewegung nach innen.

**4.** Gedämpftes Licht, denn Helligkeit weckt die anregenden Systeme.
***Extra-Tipp:*** Lege dir bei einer Entspannung mit geschlossenen Augen ein weiches Tuch auf deine Augen. Erstens dunkelt es ab und zweitens haben wir auch im Augenbereich Drucksensoren, die direkten Einfluss auf den kreislauf- und herzschlagberuhigenden Parasympathikus haben.
***Extra-Extra-Tipp:*** Vielleicht ein bisschen skurril, aber sehr wirkungsvoll.
Um die entspannende Wirkung beim Lesen der Geistreisen zu unterstützen,

kannst du eine Schlafmaske mit einer Schere so präparieren, dass du durch die Ausschnitte schauen kannst und den leichten Druck auf die Augenumgebung spürst.

**5.** Wärme - im Raum oder durch eine Decke.
Wärme aktiviert den Hypothalamus (ein Teil des Zwischenhirns und Produktionsstätte für hemmende und freisetzende Hormone), der unsere Entspannung fördert und die anregenden Systeme zugleich hemmt.

Natürlich befindest du dich während der Arbeit oder in kurzen Momenten vor einem wichtigen Termin in Situationen, in denen alle fünf Voraussetzungen nicht zu erfüllen sind. Für solche Situationen ist es umso wichtiger, eine „volle" Entspannung regelmäßig zu trainieren. Wenn eine oder mehrere der Voraussetzungen nicht gegeben sind, gilt es, die umsetzbaren zu verstärken.

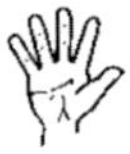

*Eine sehr gute Übung ist das Palmieren (Handauflegen) der Augen in aufgestützter Sitzhaltung:*
*Lege deine leicht gehöhlten Handflächen, mit den Fingern in Richtung Stirn und Haaransatz, auf deine Augen - so, dass es richtig dunkel ist - und stütze dich bequem mit deinen Ellenbogen auf einen Tisch (lege ein dünnes Kissen oder auch nur ein Kleidungsstück als Polster unter) und atme ruhig und tief ein und aus. Durch diese Haltung aktivierst du mindestens vier der entspannenden Impulse: Notwendigkeit erkannt, es ist dunkel, es ist halbwegs bequem, du stimulierst die Drucksensoren im Augenbereich, und wenn du Glück hast, ist es sogar warm...*

## Visualisieren und aktive Entspannung durch Geistreisen

Eine gut strukturierte, methodisch sinnvoll aufgebaute Geistreise beeinflusst auf entspannende Weise, u.a. durch die Methode des *Visualisierens,* die Arbeit des Vegetativen Nervensystems.
Auch wenn sich die Geistreise scheinbar nur in unserem Kopf abspielt, ist doch der gesamte Organismus mit einbezogen und profitiert von den positiven, inspirierenden und entspannenden Bildern.
Schon zu Beginn einer Geistreise, im Bereich der vorbereitenden Ruhe- und Entspannungsphase, beruhigen sich unsere Atmung und unser Herzschlag. Die Blutgefäße entspannen, so dass der Blutdruck sinken kann.
Durch die Gedankenentspannung können wir uns ein Stück von unserem rationalen Denken lösen, uns zeitweise von den Sorgen des Alltags entfernen und sind so bereit, zu entspannen und einen Zugang zu unserem Unterbewusstsein zu finden. Haben wir diesen Punkt erreicht, befinden wir uns in einem Zustand der mentalen Entspannung, in dem wir dennoch jedem Wort aufmerksam folgen können. Unser Gehirn arbeitet dann in einem Frequenzbereich von ungefähr 7 – 14 Hz, dem für die Entspannung und Meditation erforderlichen Alpha($\alpha$)-Zustand.*

*Wie der Name schon sagt: das Autonome bzw. Vegetative Nervensystem galt lange Zeit als willentlich nicht beeinflussbar. Aufgrund unserer heutigen Praktik müssen wir den Begriff „autonom" zumindest mildernd korrigieren. Durch das willentliche Erleben einer Geistreise wirken wir beruhigend und regulierend auf die Reaktionen des Vegetativen Nervensystems ein. Durch die autogene Formel:*

***„Mein Herz schlägt ganz ruhig"***

*ist es möglich, die Herzfrequenz augenblicklich zu senken.*

### Visualisieren - viel mehr als nur „Sehen"

„Visualisieren" ist ein Fachbegriff aus dem Mentaltraining und bedeutet: „sich etwas vorstellen" oder „sich ein Bild machen"; also der Einsatz unserer bildlichen Vorstellungskraft. Aber Visualisieren ist viel mehr, als der Name vielleicht vermuten lässt. Wir aktivieren unsere gesamte Vorstellungskraft. Aktivieren all unsere Sinne: sehen, hören, riechen, schmecken, tasten und fühlen. Genau das erleben wir in den Geistreisen.

Diese sehr effektive Methode führt uns mit Hilfe der Fantasie in bestimmte körperliche und geistige Zustände.
Unser Geist oder unsere Gedanken besitzen die Kraft, durch die reine Vorstellung einer Situation körperliche Veränderungen zu bewirken. Das liegt daran, dass wir in diesem Bereich kaum zwischen der Realität und der Fiktion unterscheiden (können).
Auf Gedanken, die uns ängstigen, auf die intensive Vorstellung einer Stresssituation reagiert der Körper mit der „Cannonschen Notfallreaktion", der Ausschüttung von Stresshormonen. Die Folgen sind Schwitzen, Herzrasen etc.
Wenn wir uns hingegen eine sehr angenehme Situation vor Augen führen, ein wunderschönes Erlebnis oder traumhaft entspannende Bilder voll Licht und Frieden, schütten wir Glückshormone wie z.B. Endorphine aus und aktivieren unsere körpereigenen Heilungskräfte. Unser Körper reagiert mit Muskelentspannung, unser Herz schlägt langsamer, wir atmen tief durch und werden ganz ruhig.

In der Psychologie wird seit jeher damit gearbeitet. Heute wird in den unterschiedlichsten Bereichen und Berufen die unglaubliche Wirkung des Visualisierens genutzt. Ob als Lerninhalt beim Motivationstraining, in allen Bereichen des Coachings (das Anleiten und Trainieren von Personen zum Erfolg), in sozialen Berufen, in der Kunst usw. Im Leistungssport z.B. visualisiert der Sportler vor dem Start oder vor dem Spiel, wie er sicher über die Stange springt oder den Ball in den Korb wirft und sieht sich die Medaille in Empfang nehmen. Der Sportler programmiert sich komplett auf Erfolg - die absolut entscheidende Einstellung für einen Sieg.

***Was wir uns vorstellen können, liegt im Rahmen unserer Möglichkeiten und kann erreicht werden***

| | | |
|---|---|---|
| *Delta (δ) Zustand | 0,1 – 4 Hz = | Bewusstlosigkeit bis Tiefschlaf |
| Theta (θ) Zustand | 4 – 7 Hz = | Traumphase beim Schlaf (REM-Schlaf) |
| **Alpha (α) Zustand** | **7 – 14 Hz =** | **meditativer, entspannter Wachzustand** |
| Beta (β) Zustand | 14 – 30 Hz = | hellwach, aufmerksam, rational |
| Gamma (γ) Zustand | ab 30 Hz = | hohe Konzentration, Lern- bis Alarmbereitschaft |

## Und was passiert im Gehirn?

Das Organ, das unsere Bewegungen lenkt, uns atmen und sehen, schlafen und wachen lässt, jedes Körperteil in seinen Windungen repräsentiert, unsere Erinnerungen speichert und eine Verbindung von Innen- und Außenwelt herstellt, ist unser Gehirn, die Koordinationsstelle unserer Funktionen.

Unser Gehirn teilt sich in unterschiedliche Bereiche, die ebenso unterschiedliche Aufgaben haben. Vom verlängerten Rückenmark, das unsere Atmung steuert bis hin zur Großhirnrinde, dem „modernsten" Teil unseres Gehirns.

Und es teilt sich in zwei Hälften - Hemisphären genannt. Eine linke und eine rechte. Beide sind miteinander verbunden, was ein wirkliches Verstehen unserer Um- und Innenwelt erst möglich macht. Beide Hälften arbeiten also Hand in Hand. Und dennoch können wir einer jeden Hälfte ganz eigene Fähigkeiten oder „Talente" zuordnen. Was wiederum zur Folge hat, dass ihnen unterschiedliche Aufgaben zuteil werden.

*(Folgende Einteilung gilt für Rechtshänder. Bei eindeutigen Linkshändern verhält es sich umgekehrt)*

**Die linke Hälfte** arbeitet rational, logisch, analytisch und abstrakt.
Sie befolgt Anweisungen, liest, schreibt und rechnet, hört und versteht den Wortsinn. Ihr Wellenbereich liegt im schnellen Beta-Bereich ab 14 Hz und ist auf Detailsicht ausgerichtet.
**Die rechte Gehirnhälfte** arbeitet gefühlsbetont, bildlich-symbolisch und schöpferisch. Nimmt Musik, Farben, Formen wahr und spürt den Tonfall eines gesprochenen Satzes. Ihre Frequenz bewegt sich im Alpha-Bereich, das Gehirn produziert langsamere elektrische Muster. Dadurch ist unsere Wahrnehmung für größere Zusammenhänge geschärft.

Hier wird klar, welche Bedeutung die rechte Gehirnhälfte bei der mentalen Entspannung hat. Erst wenn es uns gelingt, mehr und mehr den Alpha-Zustand zu erreichen, der rechten Gehirnhälfte sozusagen die Führung zu überlassen, können wir die entspannende und heilsame Wirkung der Geistreise annehmen und umsetzen.
Idealerweise haben wir im Alpha-Bereich Zugriff auf *beide* Gehirnhälften.

Wir können so die Ausrichtung oder auch Aufmerksamkeit der linken Hälfte, die sonst der Außenwelt gilt, auf die rechte Hälfte „lenken“ und sie somit ebenfalls in den Frequenzbereich 7 – 14 Hz bringen.
Im Alpha-Zustand verknüpfen wir beide Gehirnhälften miteinander und stellen so eine Kommunikationsbrücke her, die es uns ermöglicht, auf weitgehend autonome Prozesse (Herzschlag, Temperatur, Darmtätigkeit, Muskelspannung, Gedankenflut...) Einfluss zu nehmen.

**Schlagseite - aus dem Gleichgewicht geraten**

Bei vielen Menschen, besonders bei Stressgeplagten, nimmt der Gebrauch des Verstandes, zu planen, Erinnerungen nachzuhängen, zu beurteilen usw. einen viel zu großen Raum und Zeit der Geisteskraft ein. Was wir benötigen, ist Balance - also Ausgeglichenheit. Stell dir vor, dass die Gedanken und Aktivitäten unserer Gehirnhälften tatsächlich Gewicht hätten. Dass jeder Gedanke und jede Aktivität je nach Zeit und Intensität unser Gehirn merklich schwerer machen würden. In diesem Fall gäbe es ein deutliches Übergewicht der linken Hälfte. Wir würden völlig aus dem Gleichgewicht geraten und wahrscheinlich stürzen. Wenn das geschähe, würden wir sicher freiwillig auf eine ausgewogene Beanspruchung beider Hälften unseres Gehirns achten. Aber genauso ist es! Nur spüren wir die einseitige Belastung nicht in Form von Kilogramm. Dennoch geraten wir aus dem Lot - unser Denken und Handeln wird einseitig - bis wir stürzen. Das kann in Form eines Unfalles geschehen, in Form von Schwindel (Stresssymptom), Sehstörungen (Stresssymptom) oder allgemeiner Unaufmerksamkeit (Stresssymptom).
Schon mal gehört? : „Ein Unfall ist selten ein Zufall“

## Thema Selbstheilung



Selbstheilungsfördernde Geistreisen, Entspannungsübungen und (Auto)-Suggestionen (Heilgebete und -formeln) entfalten ihre Wirkung erst, wenn sie im Alpha-Zustand zur Anwendung kommen. Nur in diesem Frequenzbereich sind wir in der Lage, die Botschaften der Reise oder der Affirmation nach innen zu leiten und sie dort in eine messbare und medizinisch nachweisbare körperliche Umstrukturierung umzusetzen.
Ziel ist es (Ausnahme, wenn die Reise als Einschlafhilfe genutzt wird), im Alpha-Zustand zu verweilen. Das heißt für uns die bewusste Verhinderung des Einschlafens während der Geistreise, denn unter 7 Hz fallen die Tore zum Unterbewusstsein und heilsame Botschaften bleiben draußen...

## Hurra! Ich bin psycho-somatisch gesund

„Eingebildete" Krankheiten wurden sie zwischenzeitlich spöttisch genannt. Heute bezeichnen wir Krankheiten, die einen seelischen Hintergrund haben, als „Psychosomatische Erkrankungen" und wissen um deren tatsächliche und gefährliche Auswirkung auf den gesamten Organismus.
Ein Meilenstein in der medizinischen und psychologischen Forschung ist die wissenschaftlich belegte Erkenntnis, dass unser Geist uns krank aber auch gesund machen kann. Ganz einfach:

*Negative Gedanken und Gefühle wirken sich negativ auf unseren Körper aus.*
*Positive Gedanken und Gefühle wirken sich positiv auf unseren Körper aus.*

Studien bewiesen gerade in den letzten ca. 120 Jahren immer wieder, wie sehr unsere geistige Einstellung direkte Auswirkung auf unseren Körper hat.
Und zwar überall. Auf unsere Körperhaltung und sogar auf den Körperbau, auf das Immunsystem, die Wundheilung, die Organfunktionen, das Sehvermögen, und, und, und...
Eine sehr kraftvolle und grundlegende Auto-Suggestion für die Aktivierung deiner Selbstheilungskräfte ist:

***„Ich bin durch und durch kerngesund"***

Sage dir diese Formel bewusst und sooft es geht, baue sie in dein tägliches Leben ein - und beginne mit der Selbstheilung...

## Worte haben eine riesige Macht auf unser Sein -
### Gedanken aber auch...

Buddha sagte: „Was ich heute denke, werde ich morgen sein“
Vor 2500 Jahren prägten Philosophen wie Platon, Aristoteles und Sokrates den Satz: „Der Geist formt den Körper“. Schiller und Goethe übernahmen ihn viel später fast genauso: „Es ist der Geist, der den Körper formt“.

*Gedanken oder sogar Worte, die wir noch im Ohr haben, „dumm“ oder „ungeschickt“ zu sein, graben mächtige Furchen in unser Selbstbewusstsein und wirken zerstörerisch auf unser Selbstbild. Die Gedanken, schlecht oder unfähig zu sein, haben eine enorme Macht. Und diese Macht zerstört uns tatsächlich. Unsere Psyche, unseren Körper bis hin zur Entstehung schwerster Krankheiten.*
*(Dabei ist es gleichgültig ob es uns als Kind eingebleut wurde oder ob es unser entstandenes Spiegelbild auf ständig missachtendes Verhalten anderer Menschen uns gegenüber war oder ist.) Nur unsere Selbsterhaltung, der Funke, sei es Hoffnung oder das intuitive Wissen, dass die scheinbare aber negative Gewissheit, unwahr ist, schützt uns wohl oft vor unmittelbarem Schaden. Unsere Aufgabe ist es, uns bewusst zu machen, dass ein negatives Selbstbild lediglich eine auf uns projizierte Wirklichkeit einer anderen Person ist oder war.*

***Verabschiede dich von Menschen, die dir jemals etwas Positives abgesprochen haben - ob in der Vergangenheit geschehen oder noch andauernd***

Ebenso wirkungsvoll funktioniert dieser Mechanismus allerdings auch umgekehrt. Willentliche Veränderungen unseres Körperzustandes, z.B. unserer Körperhaltung oder unseres Gesichtsausdruckes, wie ein Lächeln, bewirken deutliche Veränderungen in unserem Gehirn.

Die moderne Kognitionswissenschaft (Wissenschaft zum Verständnis geistiger Prozesse) prägte den Begriff „Embodiment“ (*Verkörperung)**, hinter dem sich eine ganze Reihe von Erkenntnissen verbirgt. „Embodiment“ steht für einen Bereich in der Wissenschaft, der sich seit Jahren nachdrücklich bemüht, die Zusammenhänge von Körper und Psyche, deren Wechsel- und Auswirkungen verständlich zu machen. Die Wissenschaftler raten dringend zur Integration von Körperarbeit bei allen psychologisch-psychotherapeutischen Prozessen.

---

*Eine intensive Beschäftigung mit diesem Thema liefert das Buch: „Embodiment - Die Wechselwirkung von Körper und Psyche verstehen und nutzen“ Huber-Verlag

Bestimmte Muskelreize, z.B. ein grimmiger Gesichtsausdruck, hochgezogene Schultern und geballte Fäuste, werden mit einem emotionalen Zustand assoziiert und so an das Gehirn weitergegeben.
Das Gehirn geht wiederum davon aus, dass es uns wirklich schlecht zu gehen scheint, sonst würden wir nicht so verdrießlich dreinschauen, oder ?
Ein Kreislauf. Und den gilt es zu unterbrechen. In wirklich sehr kurzer Form muss diese Erklärung vorerst genügen: Wenn du lang genug lächelst und deine Schultern entspannst, wird es dir auch besser gehen.
Genau darin liegt eine große Chance.

Vielleicht bringt folgendes Zitat noch mehr Licht ins Dunkel:

**...“Du wirst das, was du erbittest, nicht bekommen, und du kannst auch nicht alles haben, was du möchtest. Das ist deshalb so, weil du mit deiner Bitte [dir] selbst zu verstehen gibst, dass ein Mangel besteht. Wenn du also sagst, dass du eine Sache haben willst, führt das nur dazu, dass du genau diese Erfahrung - den Mangel - in deiner Realität produzierst...**
**Wenn du Gott [aber] im Voraus für das dankst, was du deiner Wahl nach in deiner Realität erfahren möchtest, dann anerkennst du in Wirklichkeit, dass es vorhanden ist... Dankbarkeit ist daher die machtvollste Erklärung, eine Behauptung und Bestätigung, dass ich [Gott] geantwortet habe, noch bevor du gefragt hast.“**

*aus “Gespräche mit Gott“ Arkana-Goldmann S. 31 von Neale Donald Walsch*

Verstehst du, welche fantastische Aussage hier getroffen wird?
Hier liegt der Sinn und die Macht von positiven Worten und Gedanken - und somit von (Auto-)Suggestionen und anderen Kraft-Formeln erklärt.

***Unser Geist kann uns in die Dunkelheit führen -***
***aber auch wieder ans Licht*** Buddha

## Ich oder Ich selbst?

### Oder: die unergründlichen Tiefen des Unterbewusstseins

Neben der Unterteilung in rechte und linke Gehirnhälfte verfügen wir über zwei weitere Gliederungen der Informationsverarbeitung:
Dem rationalen Bewusstsein oder **Ratiobewusstsein**, das bewusst-explizite System und dem **Unbewussten**, das unbewusst-implizite System.

Das Ratiobewusstsein verarbeitet Informationen auf der Verstandesebene.
Es steht für das „Kopfdenken“, die Kontrolle und das bewusste Handeln und Entscheiden nach einem Denkprozess (Realitätsprinzip). Die Psychoanalyse prägte und definierte in diesem Zusammenhang den Begriff „ICH“.
Schwieriger wird es bei der Definition und dem Verstehen des Unbewussten bzw. des Unterbewusstseins.

**Das Unterbewusstsein** ist erst einmal ein Sammelbegriff für alle Ursachen, die zwar auf unser Handeln wirken, jedoch durch das ICH, dem Ratiobewusstsein, nicht wahrgenommen werden. Wir können es auch „Über“-Bewusstsein oder sogar „Quell der inneren Weisheit“ nennen.
Zum Verständnis des Unterbewusstseins und des Unbewussten trägt vielleicht der Begriff des „SELBST“ bei.

Im medizinischen Nachschlagewerk wird das Selbst als:
*„zentraler steuernder Archetyp der seelischen Entwicklung und innerseelische Instanz für die gesunde Entwicklung der Eigenliebe“* bezeichnet.
Quelle (gek.) „Klinisches Wörterbuch“ 261. Aufl. S.1757

Etwas kompliziert, oder? Wir können, einfacher, das Selbst auch als „unsere wahre Natur“ oder als das „Zentrum der Persönlichkeit“ erklären.

---

*Die Meinungen, Darstellungen und von der Zeit abhängig veröffentlichten Forschungsergebnisse bzgl. des Unterbewusstseins sind so unterschiedlich wie umfangreich, dass ich mich entschieden habe, die Theorien von Sigmund Freud und C.G. Jung, welche sich ergänzen, jedoch für die Zwecke dieses Buches unerhebliche Widersprüche aufweisen, zum allgemeinen Verständnis als Basis-Modelle zugrunde zu legen. Die Theorien werden auch heute von allen tiefen-psychologischen Schulrichtungen vertreten, jedoch fortlaufend erweitert, in Frage gestellt, aktualisiert und letztendlich bestätigt.

→ **Unterschied: Das Unter-bewusstsein und das Un-bewusstsein**

In vielen Quellen werden beide Begriffe synonym verwendet. Doch ich denke, dass eine Unterscheidung sinnvoll ist. Im Lexikon der Psychologie wird das ***Unter-bewusstsein*** als die Ebene bezeichnet, „deren Inhalte uns nicht bewusst sind, die jedoch durch Reflexion bewusst gemacht werden *können,* also auf die wir nicht permanenten Zugriff haben, diese aber durch bestimmte Stimulationen ans Bewusstsein befördern können“* (in diesem Zusammenhang spricht man auch vom *Vorbewussten*). Bsp.: Durch einen bestimmten Geruch erinnern wir uns wieder an einen Ort unserer Kindheit. Eine direkte Parallele findet sich hier zum *Über-Ich* (Bewusstseins-Instanz nach Freud), dem Sitz von selbstgemachten Erfahrungen und Prägungen, die verinnerlicht werden. Erfahrungen, die zum einen das *Selbst* oder das *Es* erweitern und in Übereinstimmung mit den angeborenen Grundbedürfnissen und Neigungen stehen, und zum anderen Erfahrungen, die den Instinkten, Grundbedürfnissen und angeborenen Neigungen zuwiderlaufen.

Massiv negative Erfahrungen, die unserer Veranlagung und unseren Bedürfnissen des Selbst widersprechen, neigen wir in das ***Unbewusstsein*** zu verdrängen, was u.U. zu seelischen und körperlichen Leiden führen kann, da das Verdrängte unsichtbar weiter wirkt.** Die Inhalte des *Unbewussten* sind durch Selbstreflexion (z.B. Erinnerung durch einen Geruch) i.d.R nicht zugänglich. Unbewusst laufen viele Prozesse in unserem Körper ab, auch können wir unbewusst handeln. Hingegen kann die Quelle für diese Prozesse und das Handeln das Unterbewusstsein sein.

**Im Grunde erklären sich die Begriffe selbst: *Un*-bewusstes bedeutet *nicht*-bewusst. *Unter*-bewusst leugnet nicht die Existenz, sondern weist lediglich auf eine andere Platzierung hin.**

So unterschiedlich sie in ihrer Beschreibung sind, stehen sie doch in sehr enger Verbindung und pflegen womöglich ohne jegliche Einflussnahme der Ratio einen völlig autarken Informationsaustausch.

---

* gek. aus: Lexikon der Psychologie Spektrum Akademische Verlag GmbH Heidelberg, 2001.

**Hier kann es dann Aufgabe einer tiefenpsychologischen Therapie oder alternativ belegt erfolgreicher Verfahren sein, das Verdrängte aufzudecken und dann durch eine behutsame Be- und Verarbeitung die Lebensqualität des Betroffenen wiederherzustellen.

## Und wo *könnte* der anatomische Sitz des Un(ter)bewusstseins sein?

Zu den dem Un(ter)bewusstsein zuzuordnenden Bereichen nach heutiger weitverbreiteter Meinung und Wissensstand gehören u.a.:

**Das Gehirn - genauer der Hippocampus.** Dieser gehört zu den entwicklungsgeschichtlich älteren Teilen unseres Gehirnes. Er ist verantwortlich für die Langzeitspeicherung gemachter Erfahrungen und die Reizverarbeitung neuer Informationen. Diese gleicht er dann mit dem **emotionalen Gedächtnis**, welches sich in **der Amygdala** (zwei mandelkernige Gebilde in der Nähe des Hirnstammes) befindet, ab. Diese entscheidet dann, welches Gefühl wir einer Situation zuordnen und uns spontan dementsprechend verhalten.

Bsp.: Den geliebten Menschen sehen = Freude
Vom Krokodil verfolgt werden = Angst

Dank der Amygdala* und neu entdeckten Arealen, den Spiegelneuronen, ist es uns möglich, Gefühle zu erleben, sie bei anderen Menschen zu erkennen und richtig einzuordnen. Dieser Vorgang geschieht ohne unsere bewusste Teilnahme und zählt so zu den Handlungsweisen unseres Un(ter)bewusstseins.
*Möchtest du mehr über die interessante Aufgabe der Spiegelneuronen erfahren, lies die Vertiefung „Im Spiegel der Kommunikation" auf Seite 51*

Aber auch andere anatomische Bereiche werden dem Un(ter)bewusstsein in seinen unterschiedlichsten Erscheinungsformen und Wirkungsbereichen zugeordnet:
**Der Darm**, dessen Struktur dem des Gehirns sehr ähnlich ist und **das Herz,** das auch als Sitz der Seele verstanden wird.
In außerordentlich hohem Maße reagieren Herz und Darm auf seelische Prozesse und sind Bestandteil des emotionalen Gedächtnisses.

---

*Die Amygdala ist durch eine direkte Nervenverbindung mit dem Hypothalamus verbunden. An dieser Schaltzentrale kommen alle Sinnesreize aus dem Körper an und werden dann zu den entsprechenden Zentren des Großhirns und der Großhirnrinde weitergeleitet. Dort werden die Informationen dann nach rationalen Gesichtspunkten analysiert und über das Limbische System auf den Weg zu einer bewussten Reaktion des Gehirns und des Körpers geschickt.

Ein emotionales Gedächtnis und somit Speicher für unbewusste Erinnerungen besitzen auch:

**Die Muskeln** unseres Bewegungsapparates - hier manifestieren sich häufig kindlich-emotionale Traumata. Dies geschieht vornehmlich, wenn wir zum Zeitpunkt des Erlebten unsere Gefühle nicht ausdrücken konnten oder durften. Erfahren wir im Erwachsenenalter eine ähnliche Situation, die vergleichbare Emotionen in uns weckt, kann sich die emotionale Speicherung durch einen Schmerz in betreffender Muskelregion bemerkbar machen.

**Die Thymusdrüse,** hinter dem Brustbein (*thymos* altgr. Seele, Gemüt, Stimmung, Lebenskraft), wird im Hinduismus, im Buddhismus, bei den Inka und einigen anderen alten Kulturen als zentraler „Landeplatz" der Seele beschrieben.

Oberhalb unseres Kopfes, also *außerhalb* unseres physischen Körpers, befindet sich nach dieser Betrachtungsweise der „Seelenpunkt", was als höheres Selbst verstanden wird und noch ein kleines Stück höher das „Seelentor" - ein Interaktionsbereich von Seele zu Seele. Und unterhalb (und so wieder außerhalb) der Fußsohlen befindet sich, nach Betrachtung vieler Kulturen, der Inkapunkt, der den Energiebereich für die praktische Umsetzung des Seelenweges bildet.

*Die Begriffe Geist, Körper, Seele, Selbst, Ich, Un(ter)bewusstsein und Psyche haben in den religiösen, mythischen, philosophischen und psychologischen Lehren, selbst in den unterschiedlichen Sprachen, in ihrer Aufgabe und Platzierung, eine unterschiedliche Bedeutung. Doch es sind nur Begriffe. Welche Vorstellung oder welches Gefühl wir den Worten zuordnen, welche Aufgaben oder Befähigungen wir ihnen zusprechen, und wo wir den Sitz unserer emotionalen und vielleicht auch kollektiven Gedächtnisse, Teile des über- oder unterbewussten Systems und des Selbst wahrnehmen, ist von Mensch zu Mensch verschieden - und kann sich verändern - durch kulturelle Prägung, gemachte Erfahrung und persönliche Erkenntnis.*

*Unabhängig davon, wo, wann und ob du dein „Selbst" gefunden hast - vielleicht kann es dir eine Beruhigung sein - wenn du verstehst, dass die Erkenntnis oder das Erkennen des Selbst erfolgt ist, wenn du wirklich mit dir alleine sein kannst und das Gefühl hast, dich in bester Gesellschaft zu befinden.*

*Und je mehr du das, was du entdeckst, dein Selbst, anerkennst, den Impulsen deines Selbst, des Un(ter)bewusstseins vertraust, umso mehr wirst du dich selbst entfalten können - entsprechend deiner wahren Natur.*

## Im Spiegel der Kommunikation

Wenn wir kommunizieren, egal ob verbal oder nonverbal, reagieren wir durch eine Spiegelung unseres Kommunikationspartners. In der Regel geschieht das unbewusst, ist aber Schlüssel für einen gelungenen Austausch. Wir spiegeln wechselseitig bei einer Unterhaltung mit Mimik, Körpersprache, Wortwahl und Inhalt und einseitig bei stiller Betrachtung. Verantwortlich für diese Fähigkeit sind neben der Amygdala die Spiegelneuronen, welche sich beim Menschen u.a. vornehmlich im Sprach-Zentrum des rechten Schläfenlappens befinden (auch wird der Gyrus frontalis inferior als Lage angeführt).

In diesen Bereichen wird ein Spiegelmechanismus ausgelöst, der uns Emotionen oder auch nur kaum sichtbare Gefühlsregungen unseres Gegenüber als Eigenerleben wahrnehmen lässt und uns zu einer Imitation anregt.

Sichtbare Freude löst auch in uns das Gefühl von Freude aus. Genauso verhält es sich mit Traurigkeit und Ekel, auf welche wir besonders stark empathisch reagieren - und Empathie, d.h. sich in andere hineinversetzen zu können, bedeutet nicht nur spiegeln, sondern den emotionalen Status des anderen auch wirklich einschätzen zu können.

Aber nicht immer funktioniert eine Kommunikation so, wie wir es uns wünschen.

Das Unvermögen, Handlungsabsichten und Emotionen eines anderen zu erkennen, ist Merkmal einer *gestörten* Kommunikation. Das Fehlen einer emotionalen Rückmeldung (Ausbleiben eines Lächelns, wenn wir unser Gegenüber anlächeln, oder gar ein *konstantes* Lächeln unseres Gesprächspartners, wenn wir selbst betrübt und traurig schauen, das Nichtannehmen einer gereichten Hand etc.) erzeugt in uns massive soziale Verunsicherung. Menschen sowie mimisch entwickelte Tiere sind angewiesen auf eine Resonanz, die Verständnis und Einheit signalisiert.

Grund für ein solches Fehlen kann eine krankhafte Störung oder eine Verletzung des Spiegelneuronensystems im Gehirn sein.

...Oder eine schlichte emotionale Verweigerung, was wir heute u.a. als Mobbing bezeichnen. Mobbing ist seelische Grausamkeit, stürzt betroffene Menschen in tiefe Verzweiflung und kann sehr krank machen.

## Die Sprache des Unterbewusstseins:

## Emotionen, Reaktionen und Symbole

Unser Un(ter)bewusstsein ist ständig mit unserem *ICH,* der Ratio, in Verbindung. Es spricht mit ihm über spürbare körperliche Reaktionen wie: Bauchkribbeln, Erröten, Lachen, Weinen, Schmerzen, Lust, Krankheiten, Heilung usw.
Es teilt sich mit in Form von Erinnerungen, Geistesblitzen oder Eingebungen, zeigt sich durch spontane Entscheidungen bzw. Intuition und Bauchgefühl, durch instinktives Handeln und durch blitzschnelle Reaktionen.
Häufig gebrauchte Redewendungen belegen die Selbstverständlichkeit intuitiven und bauchgesteuerten Handelns in unserem täglichen Leben: „und plötzlich kam mir eine Idee", „ich hatte eine Eingebung" oder „einen Geistesblitz" und „so aus dem Bauch heraus" usw.
Selbst die simple Bekundung, dass dir eine fremde Person „sofort sympathisch" war, verweist auf den schnellen und meist verlässlichen Weg dieser Wahrnehmungen und Entscheidungshilfen.

Zuvor eine kurze Klärung. Was ist Intuition und was Bauchgefühl? Denn das ist nicht immer einheitlich definiert:

**Intuition und Bauchgefühl**

- Intuition ist das Resultat einer komplexen Vernetzung unserer gesamten Sinneswahrnehmungen im Abgleich mit *Gelerntem* und *Erfahrenem*.
- Unser Bauchgefühl entspricht der Speicherung von *Gefühlen* und *Emotionen* und lässt uns daraufhin mit einem bestimmten Verhalten reagieren.

Beide scheinen ähnlich in ihrer Reaktionsweise, entspringen aber unterschiedlichen Erfahrungs- und Erinnerungsgrundlagen.

**Gefühle und Emotionen**

Auch hier scheint es Klärungsbedarf zu geben:

- Ein Gefühl kannst du in dir tragen, es wahrnehmen - mal mehr und mal weniger. Es kann ein Dauerzustand sein, wie beispielsweise Liebe - oder zeitweise wahrgenommen werden, wie Freude, Ablehnung usw.
- Emotionen hingegen sind *Gefühlsausbrüche.* Ein wesentlicher Unterschied.

In unserem Sprachgebrauch verwischt diese Tatsache sehr häufig.
*(lat. emovere= herausbewegen, erschüttern, erregen)*

## Symbol- und Traumsprache des Un(ter)bewusstseins

Und *es* spricht zu uns in unseren Träumen - besonders gern nachts, wenn unser Ratiobewusstsein durch den Schlaf entmachtet ist. Es spricht in Metaphern, in Wortspielen und in der Bild- bzw. Symbolsprache.
Es scheint, als spräche unser Unter- oder Traumbewusstsein die Sprache eines Kindes. Bildlich, einfach und fordernd. Eines klugen Kindes - denn oft zeigt es uns auf sehr drastische Weise unsere Bedürfnisse, fordert Aufmerksamkeit durch überspitzte Emotionen (Alltagssituationen werden im Traum viel intensiver erlebt). Durch diese Überspitzung können wir verdeckte Zusammenhänge und verdrängte Konflikte oft erst wahrnehmen.
Natürlich erfahren wir in unseren Träumen auch Bestätigung, erhalten Lob, Zuspruch und tief empfundene Freude in Form von wunderschönen Bildern voller Licht und Magie.

***Sieh mal genauer hin.*** *Unser Traumbewusstsein versucht, uns zu Veränderungen unserer momentanen Lebenssituation oder zu anderen Sichtweisen zu bewegen. Doch die dringende Bitte um Veränderung erscheint uns manchmal zu unbequem oder zu radikal, dass wir für die Vorschläge und Zeichen einfach taub sind. Je länger wir diese Hinweise ignorieren, umso drastischer kann unser Traumgeschehen werden. Aus Vorschlägen werden laute Rufe; und wenn wir noch immer nicht auf die tiefe Weisheit unseres Selbst hören, können daraus Schreie werden - wiederkehrende Alpträume.*

Unser Traumbewusstsein übertreibt solange, bis wir aufmerksam werden, zeigt uns durch verschlüsselte Botschaften geheime Wünsche und zeigt uns vorausschauend schon mal das, was wir eigentlich schon längst wissen.
Raum und Zeit, Physik und Logik sind dem Traum- bzw. Un(ter)bewusstsein egal. In unserer Traumwelt ist alles möglich.
Wir können fliegen, besuchen uns selbst in der Vergangenheit, treffen Verstorbene, sprechen mit Tieren und können unter Wasser atmen. Toll.

***Eine Auswahl an Traum- und somit Geistreise-Symbolen und deren Bedeutung findest du ab Seite 88***

### Ein rein fiktives Beispiel - das die Arbeit des Un(ter)bewusstseins verdeutlicht

Herrn A. aus B. plagen seit längerem Unruhezustände. Das Einschlafen fällt ihm schwer. Und wenn er schläft, beschäftigen ihn beunruhigende Träume. Seine Arbeit leidet zusehends unter seiner Müdigkeit und mangelnder Konzentration.

Herr A. überlegt, was die Gründe sein könnten und geht so ziemlich alles durch. Die Beziehung zu seiner Partnerin ist wirklich harmonisch, sein Gehalt stimmt und wissentlich ist er kerngesund.

Also, was kann es sein? Er findet keine plausible Erklärung für seinen Zustand.

Worauf Herr A. nicht kommt, ist, dass der Grund für seine Unruhe die geplante Renovierung der gemeinsamen Wohnung von ihm und seiner Partnerin ist. Mit der Renovierung verbunden ist ein Neukauf der gemeinsamen Möbel - und eigentlich freut er sich gerade darauf sehr...

Er beschließt, bei seinem Therapeuten oder Heilpraktiker das Angebot entspannender Geistreisen wahrzunehmen. Nach 10 Tagen (und nach der 3. Sitzung) fühlt er sich schon entspannter und schläft besser.

Nach vier Wochen (und der 8. Sitzung) beschließt er, den alten Küchenschrank und das Bücherregal, welche seiner Oma gehörten, zu behalten.

Schlagartig fühlt er sich besser. Viel besser. Er schläft wieder gut und hat Elan.

Dass er sich wieder ausgeglichen und wohlfühlt, schreibt er ohne weiteres seinen Geistreise-Sitzungen zu. Und er erkennt auch, dass er sich durch seinen Entschluss, besagte Möbelstücke zu behalten, viel besser fühlt. Sein Ratio-Bewusstsein, die Vernunfts-Ebene, schreibt sich diese Erfolge zu. Die Ratio meint, durch die Entscheidung, beim Heilpraktiker einen Termin vereinbart zu haben und die Entscheidung, die Möbel zu behalten, die Besserung bewirkt zu haben. Was die Ratio wahrscheinlich *nicht* erkennt, ist, dass Herr A. durch die Vorstellung der Renovierung und Abgabe der alten Möbel unbewusst eine Verlustangst entwickelt hat, die sich in seinem Fall an Erinnerungen lehnt, die eng mit den beiden benannten Möbelstücken in Zusammenhang stehen.

Das *könnte* wirklich alles sein. Die bloße sentimentale Erinnerung an seine Oma...

Vielleicht steckt aber auch mehr dahinter - eine verborgene Erkenntnis, die der Küchenschrank oder das Bücherregal noch bergen, die er jedoch bis zum jetzigen Zeitpunkt noch nicht hatte, diese aber noch machen wird - in der Zukunft, irgendwann. Wie auch immer.

Sein Unterbewusstsein wehrte sich vor der Abgabe oder Auflösung der Erinnerungsstücke, indem es sich auf seine Art, nämlich mit Unruhe und Einschlafschwierigkeiten, zu Wort meldete. Sein Ratio-Bewusstsein konnte es nicht verstehen. Erst durch die entspannende und verbindende Wirkung der Geistreisen konnte die Botschaft dechiffriert werden. Diese Botschaft brachte ihn zu der notwendigen Erkenntnis, das Richtige zu tun.

***Geschätzt 90% aller Prozesse - ob körperlich oder psychisch, banal oder lebenserhaltend - laufen unbewusst ab. Ständig und rund um die Uhr. Wenn wir uns bewusstmachen, welch enormen Raum die unbewussten Abläufe einnehmen, können wir begreifen, welche Bedeutung dieser sich aus unzähligen Komponenten zusammensetzende Bereich unseres Seins Teil unserer Existenz ist.***

## Erst mal Luft holen

der Atem

Wir tun es am Tag durchschnittlich 20 000 – 30 000 mal und bemerken es dabei kaum. Mit wenigen Ausnahmen, z.B. wenn wir pusten, die Luft anhalten oder schnuppern, dann sind wir in der Lage, unsere Atemaktion bewusst zu verändern und wahrzunehmen. Zumeist atmen wir unbewusst; und das hat die Natur auch sehr klug eingerichtet, denn würden wir uns über jeden Atemzug erst einmal Gedanken machen müssen, auch nachts, sähe es schlecht aus. Aber zum Glück müssen wir das nicht - denn der Atem kommt und geht - immer wieder - ganz von allein.
Doch durch ein vermehrtes *bewusstes* Atmen können wir viele positive Prozesse in Gang setzen:

- wir optimieren in unserem gesamten Organismus die Sauerstoff-Kohlendioxid-Bilanz
- stärken unser Immunsystem
- finden Ruhe und Entspannung
- und, nach Meinung der Hindus, können wir durch eine bewusste Atemverlangsamung unser Leben verlängern

Säuglinge haben ihn, Tiere haben ihn: den ruhigen, tiefen Atemrhythmus.
Doch leider verlieren wir Menschen ihn schnell wieder. Sobald wir beginnen, auf unsere Umgebung zu reagieren, beginnen, Emotionen wahrzunehmen, drücken wir diese über unsere Atmung aus. Bei negativen Erlebnissen, wie Angst, Wut, Schmerz oder Traurigkeit, verändert sich unsere Atmung. Sie kann flach, stockend, zu schnell werden oder stoppen.
Für kurze Momente, z.B. wenn wir uns erschrecken, hat der angehaltene Atem eine Schutzfunktion. Genauso bei Angst, wenn unsere Vorfahren (ihres Zeichens Jäger und Sammler) auf ein wildes Tier trafen, war eine flache, leise Atmung der Schutz, nicht entdeckt zu werden.

***Volksmund spricht weise:***
*„Atme erstmal tief durch" ist ein wirklich kluger Rat.*
*Versuche es selbst: Wenn du mal in Hektik sein solltest, dich geärgert hast oder durch Zeitdruck im Denken blockiert bist - atme ruhig und tief durch, spüre die Stille nach dem Ausatmen und warte bewusst den Einatem-Reflex ab, bis er*

*von allein einsetzt. Du wirst ruhiger, dein Herzschlag beruhigt sich und du kannst wieder klarer denken.*
*(Übrigens kann dich unter Umständen ein tiefes, ruhiges Durchatmen vor unbedachten oder emotional überladenen Äußerungen schützen - kann sein...)*

Atme sooft es geht bewusst, denn
eine ruhige, tiefe Atmung fördert die Sauerstoff-Kohlendioxid-Bilanz
und somit deine Gesundheit. Du kannst dich besser konzentrieren, und sie
beeinflusst dein Denken, dein Fühlen und dein Handeln immer positiv.

## Atmen als Ausgleich

Ein erwachsener Mensch mit einer durchschnittlichen Lungen-Totalkapazität von sechs Litern tauscht pro Tag ca. 360 l Sauerstoff ($O_2$) gegen 30 l Kohlendioxid ($CO_2$) über die Atemluft aus. Tag und Nacht. Nonstop.
Atmen bedeutet Leben - Überleben. Das Kommen und Gehen des Ein- und Ausatmens bedeuten für unseren Organismus zudem eine ständige wellenförmige Bewegung, eine regulierende Massage, welche die Organtätigkeit erheblich unterstützt. Durch das Atmen ist der Körper stets in Bewegung. Spannung und Entspannung wechseln sich ab - und das bedeutet: lebenswichtige Balance. Während das Einatmen den Muskeltonus erhöht (wir haben also während des Einatmens tatsächlich mehr Kraft), bedeutet das Ausatmen, dass wir uns, wenn auch kurz, in einer vegetativen und muskulären Entspannungsphase befinden. Gesteuert wird der Atemvorgang im verlängerten Rückenmark (Medulla oblongata), unserem Atemzentrum und über das Zwerchfell, dem Haupt-Atemmuskel, und wird bei bewusster Atmung (auch Atemnot) unter Hinzunahme der Atemhilfsmuskulatur ausgeführt.

**$\downarrow O_2$**

Wenn wir viele negative Erfahrungen in unserem Leben machen, ständig unter Druck stehen, unsere Gefühle unterdrücken, und das beginnt häufig in frühester Kindheit, verändert sich unsere Atmung. Die „Stress"-Atmung kann zur Gewohnheit werden, und mit der Zeit nehmen wir diese Art zu atmen als unsere Daueratmung an.
Langfristige Fehlatmung kann krank machen. Wenn wir ständig flach atmen, transportieren wir die Luft nur zwischen den oberen Atemwegen hin und her, anstatt bis tief in den Lungengrund. Das hat eine Minderversorgung mit Sauerstoff (**$\downarrow O_2$**) unseres ganzen Körpers - unserer Organe, vom Gehirn über unser Herz bis zu den weit entfernten Füßen, zur Folge. Diese Sauerstoffmangelversorgung kann bedeuten: verminderte Denkfähigkeit, Sehstörungen, Herz-Kreislaufprobleme, allgemeine Organschäden, Muskelrückgang und Durchblutungsstörungen der Extremitäten.

→ **↑$O_2$ + ↓$CO_2$**

Genauso schädlich, aber vielen nicht als krankmachende Fehlatmung bekannt, ist die *Überatmung.* Bei zu schneller und zu tiefer Atmung kommt es zu einer *Sauerstoffübersättigung* (↑**$O_2$**) und einer *Kohlendioxidunterversorgung* (↓**$CO_2$**) unseres Gehirns und unseres Körpers. Dieses Ungleichgewicht kann Schwindel verursachen und paradoxerweise zu Erstickungssymptomen führen. Zudem stört ein zu hoher Sauerstoffgehalt in unserem Körper den Säure-Basen-Haushalt, was zu einer Übersäuerung führen kann. Kohlendioxid ist zwar ein sogenanntes Abfallprodukt, welches beim Stoffwechselprozess der Zellatmung entsteht, hat aber enorm wichtige Funktionen:
- $CO_2$ entspannt die glatte Muskulatur der Atemwege und Blutgefäße
- $CO_2$ hat eine bedeutende Pufferfunktion beim Ausgleich des Säure-Basen-Haushalts.

Typische Gesundheitsprobleme bei chronischer Überatmung können sein: erhöhte Infektanfälligkeit, Bronchitis, Asthma, chronische Müdigkeit, Bluthochdruck und Angstzustände.

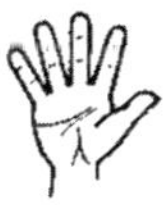

*Eine sehr wirksame und wissenschaftlich nachgewiesene Methode ist die Atemtechnik nach Dr. Buteyko. Bei dieser Form der Atmung lernt man, die eigene Atmung zu vertiefen und gleichzeitig zu zügeln. Ziel ist, das Atemminutenvolumen zu verringern. Während des bewussten Übens atmet man erst dann ein, wenn ein leichtes Gefühl nach Lufthunger entsteht. Durch die bewusste Atemverzögerung verändern sich die Kohlendioxid- ($CO_2$) und die Stickstoffmonoxiddichte (NO), welche u.a. eine wichtige Rolle beim Asthma hat. Bei einem bronchial bedingten Hustenreiz oder eines Asthmaanfalles kann diese Atemtechnik sofort Linderung verschaffen.*

Wenn wir uns gut fühlen, so richtig glücklich sind oder einen guten Schlaf haben, atmen wir befreiter, tiefer und regelmäßiger. Aber das reicht nicht aus. Besonders dann nicht, wenn sich die glücklichen Momente und der tiefe, ruhige Schlaf in Grenzen halten. Eine ruhige und gründliche Atmung bedeutet Spannungsausgleich. Und genau darum geht es. Ein Ausgleich zwischen Anspannung und Entspannung.

„Einatmen gibt Kraft, Ausatmen entspannt". In Stresssituationen benötigst du *Kraft,* um die Situation zu meistern und *Entspannung,* um sie wieder zu verlassen. Richtiges Atmen entspannt. Und das kannst du lernen, du kannst es dir ganz einfach wieder antrainieren. Du tust es sowieso - wenn auch gerade unbewusst. Du musst nur einen günstigen Atemrhythmus finden, tief, ruhig und wohldosiert, in Bauch und Brustkorb atmen, so dass es für dich angenehm ist, und diese Atmung sooft es geht bewusst einsetzen.

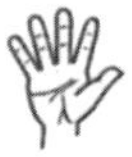

*Studien zeigen, dass bei Menschen, die keine bewussten Atemübungen bzw. auch keine körperliche Trainingsmethode, die bewusstes Atmen erfordert (und das sind wohl 90% der Erdbevölkerung), in ihr tägliches Leben integrieren, sich das Atemvolumen bis zum 60. Lebensjahr halbiert hat.*
*Ein echter Grund, etwas zu tun, oder?*

Für die positive Beeinflussung des Atems gibt es viele Übungen und Techniken. Ich möchte dir an dieser Stelle eine wirkungsvolle Atemübung zeigen, die dir eine tiefe Entspannung erleichtert. Bist du bereit? Komm, setz oder stell dich aufrecht hin und mache folgende Übung:

Lies dir den Text erst einmal in Ruhe durch, bevor du übst.

**Atemübung**

Atme tief und langsam bis in dein Körperzentrum.
Beobachte, wie sich dein Brustkorb, dein Rücken und dein Bauch ausdehnen...
Spüre, wie die frische Luft deinen Körper mit Sauerstoff versorgt...
Atme aus - lass los und spüre, wie sich Bauch und Brustkorb senken...
Genieße die Pause nach dem Aus- und vor dem nächsten Einatmen.

Das ist alles. Bewusstes Atmen.
Wiederhole die Übung und führe sie dann mit geschlossenen Augen durch.
Ganz ruhig, entspannt und bewusst...
Egal, wo du gerade bist, diese Übung zentriert dich, beruhigt dein Vegetatives Nervensystem und dein Gemüt.

*Weitere Atemsuggestionen findest du im letzten Kapitel ab Seite 225*

## Die Fantasie entfachen

# Ruhebilder

Konzentriere dich auf folgende Szene:
Du hältst in deiner Hand eine Schachtel Streichhölzer.
Du hebst die Schachtel an dein Ohr und schüttelst sie - du kannst die Streichhölzer darin klappern hören. Du schiebst die kleine Schachtel auf und siehst die hölzernen Stifte mit ihren roten Zündköpfchen darin liegen. Sicher kennst du auch den so typischen Geruch von Streichhölzern... Mit Daumen und Zeigefinger fischst du dir eines von ihnen heraus, hältst es sicher fest, setzt es auf die raue Zündfläche am Rand der Schachtel - und mit einem kurzen gefühlvollen Rieb entfachst du hell und zischend die Flamme...

*Lies diesen Text jetzt noch einmal - und sicher wirst du nun die Bilder noch deutlicher sehen und wahrnehmen können.*
*Das, was du eben gesehen, gehört, gefühlt und vielleicht auch gerochen hast, ist Zeugnis deiner Fantasie.*

Mit *Ruhebildern* (einfache, bildhafte Vorstellung, die wir betrachten oder in die wir uns hineinbegeben) können wir unsere Vorstellungskraft, unsere Fantasie wunderbar trainieren. Wir können unsere Aufmerksamkeit voll und ganz auf ein Ding, z.B. eine Blume, lenken.
Doch sobald wir uns in diesem Bild bewegen, z.B. durch einen schweifenden Panorama-Blick oder das Bild, das Objekt der Betrachtung selbst sich bewegt, wird das Ruhebild genaugenommen zum Ruhefilm.
Die Grenzen zwischen Ruhebild, Ruhefilm und Geistreise sind fließend. Reisen wir doch in unserer Fantasie - und wenn wir uns in unserem statischen Ruhebild bewegen möchten, sei es aus Neugier, kann aus einem Ruhebild schnell eine bunte, spannende Geistreise werden.

Ruhebilder eignen sich besonders für kürzere, intensive Entspannungen und für Leser oder Zuhörer, denen die Konzentration auf vorerst ein Bild leichter fällt als das aufmerksame Folgen einer ganzen Geistreise.

*Eine kleine Auswahl an Ruhebildern findest im letzten Kapitel ab Seite 232*
*Zudem stecken in den Reisen selbst unzählige Ruhebilder (z.B. mit Illustrationen u.a. auf S. 149, 163, 190), wenn du einzelne Text-Passagen isoliert betrachtest.*

## Mit allen Sinnen wahrnehmen

**die Kanäle**

### Wahrnehmen - wir nehmen auf, was ist

Die Wahrnehmung des bunten Treibens innerhalb und außerhalb unseres Körpers, die Aufnahme bewusster sowie unbewusster Informationen unterschiedlichster Reize erreichen uns über unsere Sinneskanäle und auf unterschiedlichen Wahrnehmungsebenen. Und davon haben wir eine ganze Reihe zur freien Verfügung:

**Unsere fünf Sinne auf der physischen (körperlichen) Ebene:**

- **Das Sehen**, die visuelle Wahrnehmung
- **Das Hören**, die akustische oder auditive Wahrnehmung
- **Das Fühlen**, die kinästhetische Wahrnehmung
  dazu gehören: der Gleichgewichtssinn (vestibuläre Wahrnehmung)
  der Tastsinn (taktile Wahrnehmung)
  der Muskel- o. Bewegungssinn (propriorezeptive Wahrnehmung)
  der viszerale Sinn, die Wahrnehmung der Organtätigkeit
- **Das Riechen**, die olfaktorische Wahrnehmung
- **Das Schmecken**, die gustatorische Wahrnehmung

**Auf der kognitiven (geistigen Erkenntnis-) Ebene:**
Beobachten, Erkennen, Erinnern, Zuordnen, Lernen usw.

**Auf der affektiven (seelischen Gefühls-) Ebene:**
Erkennen, Erinnern, Reagieren durch oder auf Mitgefühl, Liebe, gespeicherte Emotionen usw.

**Auf der intuitiven Ebene**, welche ein optimales und sensibles Zusammenspiel aller Sinne körperlich, geistig und seelischer Ebenen mit gleichzeitigem Abgleich gemachter Erfahrungen bedeutet.

**Auf der sensitiven Ebene,** die weder der physischen noch der geistig-seelischen Ebene eindeutig zugeordnet werden kann, die aber wohl die intuitive Wahrnehmung voraussetzt.
*„Sensivität“* ist der Fachbegriff für die Fähigkeit, über verschiedene Kanäle unmittelbares Wissen zu erlangen, das den normalen menschlichen Sinnen unzugänglich ist. (gekürztes Zitat aus *Bösch*, 1999 S.244)

So werden also alle Wahrnehmungen, die weder eindeutig den fünf Sinnen noch der kognitiven und der mentalen Ebene und nicht mehr der intuitiven Wahrnehmung zugeordnet werden können, als *Sensitive Wahrnehmung* bezeichnet.
Dazu können u.a. gehören:

- Zeitweilige überdurchschnittliche Bewusstseinsschärfe
- Wahrnehmung von elektrischen Spannungsfeldern
- Wahrnehmung von Magnetfeldern
- Zeitübergreifendes Wissen
- Kontaktaufnahme über räumliche/zeitliche Distanz ohne Hilfsmittel

In der Kommunikationslehre, dem Neurolinguistischen Programmieren (NLP), finden wir ein interessantes und hilfreiches Modell. Hier unterscheidet man bestimmte Sende- und Empfangs-, sogenannte Wahrnehmungstypen.
Wir können hierdurch erkennen, welcher Sinneskanäle wir uns selbst und sich unser Gegenüber bedient. Das Bestimmen eines Typen oder einer Kombination aus verschiedenen, dient beim NLP u.a. der besseren Kommunikation.
Doch das Erkennen eines oder mehrerer Wahrnehmungstypen in *dir* soll in unserem Fall nicht Hilfe sein, deine Wahrnehmungstendenzen zu fördern oder einzig deine Kommunikationsebene kennenzulernen - sie dient dem Finden von schwächer entwickelten Sinneskanälen und *deren* Förderung.
Denn je mehr Sinneskanäle wir freimachen und aktivieren, umso mehr Erfahrungsebenen öffnen sich uns.
Über welche deiner Sinneskanäle du deine Um- und Innenwelt besonders intensiv oder bevorzugt wahrnimmst, hängt davon ab, welchem Wahrnehmungstyp du zuzuordnen bist oder ob du deine Sinne recht ausgewogen nutzt.

Wenn du beispielsweise in eine neue Umgebung kommst, einen Raum betrittst, nimmst du alles darin mit (fast) all deinen Sinnen, wenn auch unbewusst, gleichzeitig wahr. Du siehst die Farben, die Formen, hörst die Geräusche, spürst die Temperatur, seine Energie und nimmst den Geruch auf. All diese Eindrücke gleichst du in Sekundenschnelle mit in der Vergangenheit gespeicherten Erfahrungen und deinen angeborenen Grundbedürfnissen ab. Du entscheidest, ob du dich hier wohlfühlen kannst. Aber welcher deiner Sinneseindrücke dir als ausschlaggebend für dein Wohlbefinden *erscheint*, zeigt, mit welchen Kanälen du deine Umwelt wahrnimmst.

Wenn besonders die Farbauswahl und der Einrichtungsstil dazu beitragen, zeigt dies, dass das Visuelle dir als übergeordneter Kanal dient.
Falls dich „nur so ein Gefühl" entscheiden lässt und die Erinnerung an Farbe, Form und Geruch wenig präsent ist, bedeutet dies, dass du deine Wahrnehmungen bevorzugt über den kinästhetischen, den Gefühlskanal empfängst.
Menschen, die sich fast ausschließlich über einen Sinneskanal informieren, sind jedoch sehr selten. Meist ist es eine vielfältige Informationsflut, die wir, ganz nach Typ, unterschiedlich stark filtern, kanalisieren und auswerten.

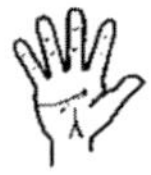

***Ein Beispiel aus der Industrie:*** *In der Autoindustrie ist es selbstverständlich, dass ein Wagen nur dann erfolgreich verkauft wird, wenn er gut aussieht, gut riecht, sich gut anfühlt und gut klingt. Diese Kriterien sprechen einzig unsere Sinne an, die, besonders bei der ersten Besichtigung oder Probefahrt, unbewusst für oder gegen den Kauf entscheiden. Vorzügliche technische Daten, ein niedriger Verbrauch und ein günstiges Preisangebot sind niemals stärkere Argumente für einen Wagen, dessen Design disharmonisch ist, dessen Lenkrad sich kalt und klebrig anfühlt, der klingt wie ein Mofa oder dessen Innenraum nach „nichts" riecht.*

## Teste dich selbst: Die Wahrnehmungs-Typen

In welchen der beschriebenen Typen kannst du dich erkennen?

**Der visuell-orientierte Typ:** Du nimmst deine Umwelt bevorzugt mit den Augen auf. Du umgibst dich gern mit schönen Dingen wie Bildern, Dekoration und Design. Legst Wert auf passende Farb- und Form-Arrangements, liest gerne und gehst auch gern ins Kino. Vielleicht bindest du in deine Sprache Worte ein, die dies zum Ausdruck bringen.
Bsp.: „also, ich sehe das so", „wenn man sich umsieht, dann...", „so gesehen", „augenscheinlich", „meiner Ansicht nach", „den Durchblick haben", „im Augenblick", „sieht schön aus", „angenehmes Äußeres", „hell, farbig, bunt, leuchtend..." usw.
Deine Erinnerungswelt ist voller Bilder. Manchmal tauchen sie, ausgelöst durch einen Geschmack, einen Geruch oder durch einen ähnlichen visuellen Eindruck, wie „aus dem Nichts" auf. Das Gehirn liefert das dazu gespeicherte Bild. Meist ohne Kommentar.

Da die Augen schnelle Wahrnehmungsreaktionen auslösen können und deine Wahrnehmungsverarbeitung zumeist zügig abläuft, kann es sein, dass dir manche Dinge nicht schnell genug gehen...

**Der auditiv-orientierte Typ:** Du nimmst viel über dein Gehör wahr.
Du liebst Musik, spielst vielleicht sogar ein Instrument, magst Hörspiele, schätzt anregende Unterhaltungen und bist ein guter Zuhörer. Du bist aber auch recht geräuschempfindlich und hast ein feines Gehör für Misstöne.
Zu deinem Wortschatz können Formulierungen gehören wie: „für mich hört sich das so an“, „wenn man sich so umhört, dann...“, „in meinen Ohren klingt das...“, „Gehör verschaffen“, „können uns abstimmen“, „etwas eintönig“, „klangvoll, laut, leise...“ usw. In deiner Erinnerung hast du Stimmen, Töne, Lieder und Textpassagen gespeichert und kannst diese meist gut abrufen und wiedergeben. Bei starker Ausprägung kannst du eine Fremdsprache gut nach dem Gehör erlernen.
Interessanterweise sind hier nochmals zwei gänzlich unterschiedliche Typisierungen zu finden:

*Auditiv-tonal:* Von besonderer Bedeutung bei einer Unterhaltung sind für Menschen mit auditiv-tonaler Tendenz Tonfall, Klang und Lautstärke.
Häufig verwendete Sätze: „der Ton macht die Musik“, „das Angebot klingt gut“, „das klang überzeugend“ usw.

*Auditiv-digital* (moderner Typ): „Tickst“ du auditiv-digital, führst du häufig innere Dialoge, denkst in Worten oder in ganzen Sätzen. Dein Wortschatz ist differenziert und umfangreich. Du denkst i.d.R. schnell, analytisch und zielorientiert. Um einen Sachverhalt als richtig anzuerkennen, benötigst du nachzuvollziehende Begründungen und klar zu erkennende Zusammenhänge.
Zu häufig verwendeten Redewendungen können gehören: „meine innere Stimme sagt mir“, „ich dachte mir“, „ich frage mich ob“, „wenn man eins und eins zusammenzählt“.

**Der kinästhetisch-orientierte Typ:** Du beziehst deine Informationen über das Spüren und Fühlen. Auf der körperlichen (*haptisch taktil orientiert, aktives Erfühlen und Betasten*) und (*psychisch-affektiv-orientiert)* der seelischen Gefühlsebene. Die Sensoren sind hier besonders unterschiedlich stark ausgeprägt.

Als kinästhetisch-orientierter Mensch hast du ein ausgesprochen gut ausgeprägtes Körper- und Bauchgefühl. Bist i.d.R. sportlich, legst Wert auf Materialien, deren Oberfläche und Beschaffenheit. Du achtest auf fühlbare Qualität und bist oft sehr sensibel, was kratzende Wäsche, Kälte und Wärme angeht. Da Informationen, die kinästhetisch empfangen werden, etwas länger brauchen, um eine Reaktion hervorzurufen, kann es sein, dass dir manches einfach zu schnell oder hektisch erscheint.
Vielleicht kannst du dich in diesen Redewendungen wiederfinden: „also, wenn ich das begreifen soll, dann...“, „fühlt sich gut an“, „ich taste mich langsam vor“, „bin sehr berührt“, „gute Behandlung“, „zum Ausdruck bringen“, „ich habe da ein komisches Gefühl“, „ich bin froh“, „ich bin erschrocken“ usw. Worte, die deine Körperwahrnehmung und deine Gefühlswelt zum Ausdruck bringen.
Auch deine Erinnerungswelt ist von Gefühlen geprägt, die sich auch deutlich auf der körperlichen Ebene zeigen können. Prägende Erlebnisse in der Kindheit (ob unangenehm oder angenehm) können bei Erinnerung körperliche Schmerzen oder Wohlgefühl auslösen.

**Der olfaktorisch-orientierte Typ**: Dein Geruchssinn ist ein wichtiger, oft auch übergeordneter Lieferant für Botschaften deiner Umwelt. Du liebst duftende Öle und Parfums - wenn sie hochwertig und zurückhaltend sind. Blumen wählst du eher nach ihrem Duft als nach ihrer Form und Farbe aus.
Dein Erinnerungsschatz ist voll von Düften und Gerüchen. Gerüche können in dir auch Erinnerungen in Form von Bildern und Gefühlen wecken.
Vielleicht befinden sich in deinem Wortschatz Formulierungen wie:
„seine Nase gefällt mir nicht“, „immer der Nase nach“, „die Sache stinkt doch“, „ich wittere ein gutes Geschäft“, „ich habe eine Nase dafür“...

**Der gustatorisch-orientierte Typ:** Für dich spielt das Schmecken und das Wahrnehmen von Aromen eine große Rolle. Du schätzt wohlschmeckende Speisen. Als Gustatoriker hast du Appetit und keinen Hunger. In deiner Erinnerung finden sich Geschmacksnoten aus der Kindheit, deren Wiederentdeckung (in Form eines Rezeptes oder einer Nascherei) dir eine große Freude bereiten können. „das schmeckt mir gar nicht“, „nach meinem Geschmack“,

„die Suppe versalzen“, „das sieht süß aus“, „ein gefundenes Fressen“, „ein echter Leckerbissen“, „sauer, bitter, salzig, scharf“ usw. sind sprachliche Hinweise dieser Ausrichtung.

Über den Rahmen des NLP Modells hinaus:

**Der intuitiv-orientierte Typ:** Zu deinen Stärken gehören das schnelle Erfassen einer Situation und das Erkennen von Zusammenhängen. Deine Kombinationsgabe ist überdurchschnittlich, und somit kann es sein, dass du das Ende eines Spielfilms schon nach einer halben Stunde erahnst. Du bist kreativ und entwickelst immer neue Ideen. Mimik und Körpersprache eines Menschen verraten dir viel über seine Verfassung, du bist wahrscheinlich mitfühlend und verständnisvoll und „kannst gut“ mit Menschen und Tieren.
In Gesprächen gebrauchst du vielleicht Formulierungen wie: „ich kann dich verstehen“, „ich habe da eine Idee“, „wir finden eine Lösung“.
Auf die Frage „woher weißt du das?“ antwortest du vielleicht: „das spüre ich einfach...“

**Der sensitiv-orientierte Typ:** Wenn du sensitiv veranlagt bist, siehst, hörst und fühlst du mehr - oder besser „anders“. Du nimmst deine Informationen zwar auch über die Sinneskanäle auf, aber sie gleichen nicht unbedingt denen deiner Mitmenschen.
Diese Wahrnehmungsbesonderheit kann unterschiedlichster Natur sein.
Sicher hast du schon häufiger die Erfahrung gemacht, andere Menschen auf Dinge aufmerksam zu machen, die denen völlig neu waren.
Anhand einer typischen Sprachgewohnheit oder Wortwahl bist du nicht zu erkennen, da du dich der gleichen Kanäle wie deine Mitmenschen bedienst - nur andere Informationen aus ihnen beziehen kannst. Wenn du die Gabe hast, noch andere Quellen zu nutzen, dann wirst du höchstwahrscheinlich keine neue Wortdefinition dafür haben. Vielleicht beschreibst du es als „fühlen“ oder „wissen“.
Als sensitiver Typ kann es sein, dass du zeitweise sehr geräuschempfindlich bist und große Menschenansammlungen Unbehagen in dir auslösen.

*Siehe nochmals die Erklärung „sensitive Wahrnehmungsebene“ auf Seite 62/63*

Höchst wahrscheinlich hast du dich in mehreren Wahrnehmungstypen wiederfinden können. Du wirst aber auch bemerkt haben, dass die eine oder andere Wahrnehmungsform bei dir stärker oder schwächer ausgeprägt ist. Das ist völlig normal. Die Gründe für eine unterschiedlich starke Gewichtung der Wahrnehmungs-Sensorik sind entwicklungs-, interessen- und physisch bedingt. Ebenso spielen deine frühkindlichen Erfahrungen eine enorm große Rolle für deine heutige Wahrnehmungswelt.

**...und in deinen Fantasie- und Traumwelten?**

Die Fähigkeit der bildlichen Vorstellung ist bei den meisten von uns, auch in der Fantasie, am deutlichsten ausgeprägt.

Lies folgenden Text langsam und aufmerksam. Lies ihn ein zweites Mal.
Dann schließe deine Augen und stelle dir beschriebenes Bild in deiner Fantasie vor. Du hast viel Zeit dafür. Wenn du einige Zeit in deinem Ruhebild verbracht hast, öffne deine Augen und lies weiter.

**Übung: Ruhebild „Meer und Strand“**

Stell dir vor, du stehst an einem Strand am Meer
Ganz nah am Wasser
Die Sonne scheint
Wellen kommen und gehen und umspülen deine Füße
Tief atmest du die salzig-frische Luft
und fühlst dich wohl...

Erinnere dich nun an deine Wahrnehmungen und Erlebnisse, während du in deinem Ruhebild warst.

**Konntest du das Meer sehen?** Diese Wahrnehmung fällt uns am leichtesten (visuell-imaginativ)
**Konntest du das Meer hören?** Auch diese Sinneswahrnehmung gelingt uns in unserer Vorstellung zumeist gut (auditiv-imaginativ).
**Konntest du den Strand und das Meer in ein Gefühl umsetzen und als Sand und Wasser wahrnehmen?** Diese Vorstellung erzeugt in uns schnell ein entsprechendes Gefühl wie z.B. Erholung oder Freiheit. Oder wir spüren Wärme und Feuchtigkeit aufgrund der großen Projektionsfläche Haut (kinästhetisch-imaginativ).

**Hast du das Meer riechen können?** Einen Geruch in uns wachzurufen ist schon etwas schwieriger und ist eng mit dem meditativen Zustand der Alpha-Entspannung verknüpft.
Beispielsweise kann uns eine kurze intensive Erinnerung, ausgelöst durch eine Situation im Alltag, für eine Sekunde in den Alpha-Zustand leiten und einen imaginären Geruch wirklich erscheinen lassen (olfaktorisch-imaginativ).
**Hast du das Meer schmecken können?** Das Salz *tatsächlich* als Geschmack wahrzunehmen, ist in Momenten der Alpha-Entspannung möglich - aber nicht unbedingt untrainiert abrufbar (gustatorisch-imaginativ).

In eben dieser Reihenfolge wird es uns wahrscheinlich gelingen, die Sinneswahrnehmungen in unsere innere Bilderwelt zu importieren und dort lebendig werden zu lassen. Welche Intensität dann eine jede dieser Sinneswahrnehmungen imaginativ während der Reise erreicht, hängt von deinem spezifischen Typus und deinem „Trainingszustand" ab.
Auch oder gerade wenn du herausgefunden hast, ein z.B. visueller Typ mit ausgeprägten kinästhetischen Wahrnehmungsfähigkeiten zu sein, lohnt es sich besonders, die anderen Sinnesreize in den Reisen zu trainieren und sie mit etwas Übung ebenso intensiv erleben zu können.
Auch wenn wir es in unseren Reisen nicht gleich erleben, den knackigen Apfel auch wirklich zu schmecken, so wird doch unser Geschmackssinn in der realen Alltagswelt davon profitieren!

*Ein gutes Beispiel ist das Sehschärfentraining unter imaginativen Umständen. Der Patient trainiert in der Geist- bzw. Heilreise regelmäßig das Scharf-Sehen. Auch wenn es ihm auf einer solchen Reise nicht immer gleich gut gelingt, denn das ist abhängig von der Bereitschaft und der Tiefe der Entspannung, so erlangt er doch im realen Leben eine medizinisch nachweisbare Verbesserung seiner Sehfähigkeit.*

Durch Ruhebilder und entspannende Geistreisen ist es möglich, eine oder mehrere schwach ausgeprägte oder selten angewendete Sinneskanäle gezielt anzuregen. Dem Zuhörer oder dir als Leser ist es möglich, Erfahrungen im Bereich bestimmter Sinneswahrnehmungen zu machen, die im realen Leben nicht oder nur begrenzt möglich sind. Das können körperliche Einschränkungen oder

Verluste, wie die der Sehkraft, des Geruchssinnes, des Geschmackssinnes, Verlust taktiler Sensorik oder auch Einschränkungen im psychischen Erleben sein.
Während der Geistreise heben wir diese Einschränkungen auf.
Durch die Kraft der Vorstellung und der tiefen Entspannung im Alpha-Zustand setzen wir Nervenreize, schaffen Verbindungen und regen so die verkümmerten oder gar geschädigten Sinnesbereiche bzw. Hirnareale an. Unabhängig, ob es sich um eine Einschränkung des Bewegungsapparates, andere Wahrnehmungsstörungen oder subtilere Einschränkungen wie Gefühlskälte, das Gefühl, nicht verzeihen zu können, überfordert zu sein, mangelndes Selbstwertgefühl oder Ängste handelt.
In einer Geistreise haben wir die Möglichkeit, Gefühle und positive Empfindungen zu erleben, die denen unseres Alltages zum momentanen Zeitpunkt aufgrund von Schmerz, Kummer oder Stress vielleicht nicht entsprechen.

**So erfahren wir während einer Geistreise in unserer Fantasie, wie sich freie Bewegung anfühlt, erleben Gefühle ohne Zensur und erahnen, welche Potentiale in uns stecken. Diese Erkenntnis kann enorme Prozesse in Gang setzen.**

## Wann fing das an mit den „Geistreisen" ? der Ursprung

Den Ursprung der Geistreisen finden wir bei den Geschichtenerzählern, die schon vor vielen tausend Jahren von Stadt zu Stadt zogen und auf den Marktplätzen die Menschen unterhielten.
Bei den Priestern und Heilern 1500 v.Ch. im alten Griechenland und Ägypten, bei religiösen Predigern in den Kirchen und bei den Müttern und Vätern, die ihren Kindern Märchen und Geschichten von Generation zu Generation weitertrugen und -tragen.
Aufgabe der damaligen Märchen- und Geschichtenerzähler war es, die Menschen zu informieren und zu unterhalten, sie in die Welt der Fantasie zu entführen - denn die meisten konnten nicht lesen.
Später, in Zeiten, in denen weite Reisen nur den Wohlhabenden bzw. körperlich Reisetauglichen vorbehalten waren, boten schriftlich verfasste, mit Skizzen versehene und lebhaft geschilderte Reiseberichte wie Goethes „Viaggio in Italia" oder Sven Hedins „Durch Asiens Wüsten" u.v.m. die einzige Möglichkeit, ferne Länder im „Geiste" zu bereisen.
Die ersten dokumentierten therapeutischen Versuche in der westlichen Welt unternahm man mit Hilfe von „Geistreisen" (wenn auch anders benannt) Mitte des 18. Jahrhunderts.

Ob Geistreisen in Form von Märchen, als besinnliche Predigt, als Gutenachtgeschichte oder in der modernen Psychotherapie - wo auch immer „Geistreisen" zur Anwendung kommen, eines haben sie alle gemein:
Sie erzeugen in uns eine Bilderwelt, die wir nur in unserer Fantasie sehen und erleben können.

## Pioniere der Geistreise

Zu den großen Wegbereitern, die jeweils ihren ganz eigenen Beitrag zur wissenschaftlichen Anerkennung der wenn auch unterschiedlichsten therapeutischen Methoden leisteten, gehören:

***Franz Anton Mesmer*** (1734 – 1815), deutscher Arzt, der den „Mesmerismus", eine Hypnosetherapie mit dem Glauben an die Wirkung der Magnetstrahlung von Planeten erstmalig medizinisch einsetzte und dadurch ein neues Bewusstsein schuf.

***Carl Gustav Carus*** (1789 – 1869), deutscher Arzt, Naturphilosoph und Freund Goethes, prägte die Begriffe des *Unbewussten* und des *Un-Bewusstseins* als „göttliche Natur“ und beschäftigte sich mit hellseherischen Schlaf-Wach-Träumen. Zudem nahm er an, dass wir alle durch den „Lebensmagnetismus“ mit der ganzen Welt in Verbindung stehen.

***Jean-Martin Charcot*** (1825 – 1893), französischer Neurologe, arbeitete in Paris erfolgreich mit hypnotischer Suggestion und heilte damit traumatisch bedingte Lähmungserscheinungen.

***Auguste Ambroise Lièberault*** (1823 – 1904), französischer Landarzt, kurierte seine Patienten durch tiefe Entspannung und heilende Suggestion. 1885 eröffnete er mit dem französischen Universitätsprofessor ***Hippolyte Bernheim*** (1840 – 1919) die sog. „Erste Schule von Nancy für Suggestive Therapie“.

***Émile Coué*** (1857 – 1926), französischer Apotheker, gilt als Begründer der modernen Auto-Suggestion. *Mehr dazu ab Seite 215*

***Sigmund Freud*** (1856 – 1939), Begründer der Psychoanalyse (Namensgeber derselben war *Joseph Breuer*) und ***Carl Gustav Jung*** (1875 – 1961), einst Schüler von Freud und Begründer der Analytischen Psychologie, beschäftigten sich intensiv mit der freien Assoziation, der aktiven Imagination und mit dem Träumen, den Symbolen der Träume, ihrer Entschlüsselung und der damit verbundenen Möglichkeit eines kommunikativen Transfers zwischen den Bewusstseinsebenen.
Durch Freud und Jung haben wir einen Schlüssel, nämlich die Symbol- bzw. Bildersprache, wissenschaftlich belegt, in die Hand bekommen.

***Professor Johannes Heinrich Schultz*** (1884 - 1970) , berliner Psychiater, schuf durch die szenische Gedankenwelt der Oberstufe des Autogenen Trainings eine Grundlage für die Arbeit mit der bildhaften Vorstellung. Die geniale Technik ist trotz der Überschattung durch die Nazi-Zeit heute weltweit anerkannt, galt im Ausland lange Zeit als zu „deutsch“ und konnte sich erst nach dem Tode von Schultz durch freie Denker, die die Methode aufgriffen und erweiterten, rehabilitieren.

***Milton Erickson*** (1901 – 1980), amerikanischer Psychiater und Psychotherapeut, schuf eine besondere Form der Suggestions-Sprache. Das nach ihm benannte Milton-Modell ist eine „kunstvoll vage“ Sprachform, die sich durch Leichtigkeit und Unverbindlichkeit auszeichnet und deren hypnotisches Sprachmuster gerne verwendet wird, um eine Trance einzuleiten.

***Hanscarl Leuner*** (1918 – 1996), der deutsche Psychiater und Psychoanalytiker entwickelte 1954 auf Grundlage der Tagtraumtechnik, die „Katathym-Imaginative Psychotherapie“ kurz KIP, ein anerkanntes tiefenpsychologisch-psychotherapeutisches Verfahren, das anfänglich unter den Begriffen „Symboldrama“ oder „Katathymes Bilderleben“ bekannt wurde. Bei dieser Therapieform beschreibt der Patient in tiefer Entspannung, in die er sich unter Anleitung des Therapeuten begibt, seine Gefühlslage bezogen auf feststehende Symbole und Motive.

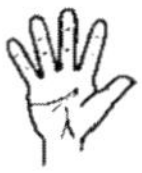

*Mir ist bei der Recherche aufgefallen, dass als Grundsteinleger ausschließlich Männer namentliche Erwähnung finden. Ich bin mir sicher, dass auch hier, wie in vielen anderen Bereichen, zahlreiche Frauen die Schattenarbeit leisteten und erheblichen Anteil an den Veröffentlichungen der Arbeiten hatten.*
*Wenn die folgend aufgeführten Frauen auch keinen direkten Einfluss auf die Entwicklung und Entstehung von Geistreisen hatten, ist es mir ein Bedürfnis, einige „berühmte und auch berühmt-vergessene“ Frauen zu nennen, denen man einen Großteil der Arbeit der erfolgreichsten Publikationen der letzten 200 Jahre zuschreibt:*

**Bettine von Arnim (1785 – 1859)** deutsche Dichterin, Schriftstellerin der deutschen Romantik und literarische Freiheitskämpferin, die sich für die politische Gleichstellung der Frauen engagierte. Neben ihren Aufsehen erregenden Veröffentlichungen war sie eine enge Freundin der Gebrüder Grimm.

**Clara Schumann (1819 – 1896)** deutsche Komponistin und Pianistin. In jungen Jahren geformt durch den erdrückenden Drill ihres Vaters Friedrich Wieck, und später im Schatten ihres Ehemannes Robert Schuhmann, mit dem sie in jugendlichem Alter in anfänglichem Musikwettstreit stand. Sie gebar acht Kinder, und statt ihre eigenen Kompositionen weiterzuführen, interpretierte sie seine Werke und versorgte finanziell durch Konzertauftritte die Familie.

**Marianne von Werefkin (1860 – 1938)** Malerin, Mitbegründerin der Künstlervereinigung „Der blaue Reiter“, Lebensgefährtin und Förderin des Malers Alexej von Jawlensky , über den sie in ihren Tagebüchern schrieb: „...ich machte mich zur Schwachen, ich entsagte meinem Willen, meinen Wünschen... Damit er nicht auf mich als Künstler eifersüchtig sein sollte, verbarg ich vor ihm meine Kunst.“

**Mileva Einstein-Maric (1875 – 1948)** Physikerin und Wissenschaftlerin. Erst durch das Buch: „Das tragische Leben der Mileva Einstein-Maric“ aus dem Jahre 1969 wurde bekannt, dass Mileva ihrem Mann Albert Einstein einen Großteil der mathematischen Unterlagen zur Verfügung stellte, auf Grundlage derer er 1921 in Stockholm den Nobelpreis für die „Verdienste der theoretischen Physik“ verliehen bekam - ohne ihren Namen zu erwähnen. Zu diesem Zeitpunkt hatte Einstein sich schon von Mileva getrennt; überließ ihr jedoch, als stillen Dank, das gesamte Preisgeld von 180 000 Schweizer Franken.

**Laura Perls (1905 – 1990)** Psychoanalytikerin und Mitbegründerin der Gestalttherapie, Ehefrau Fritz Perls, der bis heute als Identifikationsfigur dieser psychotherapeutischen Richtung gilt. Laura Perls Einfluss und ihr besonderer Stil (sensitive Körperarbeit und liebevolle Aufmerksamkeit) prägte die Gestalttherapie maßgeblich. Bei der gemeinsamen Arbeit zu dem Buch „Das Ich, der Hunger und die Aggression“ von 1942, das unter dem Namen ihres Mannes Fritz Perls erschien, blieb auch ihr Name unerwähnt.

## Was kann eine Geistreise - und was kann eine Geistreise sein?

**Geistreisen können:**

...reine Entspannung und Erholung sein
...Abstand zum Alltag schaffen
...erfrischen und klären
...neue Sichtweisen eröffnen
...unsere Sinneskanäle beleben und schärfen
...trösten und lindern
...Mut machen und Lebensfreude wecken
...neue Orientierungsmöglichkeiten schaffen
...in Krisensituationen helfen
...Lösungsmöglichkeiten aufzeigen
...Heilungsprozesse fördern
...Schmerzempfinden herabsetzen
...helfen, die Vergangenheit zu bewältigen
...Türen zu versteckten Potenzialen öffnen
...Wünsche an die Oberfläche holen und sie so deutlich machen
...eine Einschlafhilfe sein
...helfen, nächtliches Träumen wieder zu „lernen“

In der Geistreise hat der Lesende oder Lauschende die Möglichkeit, positive Erfahrungen zu machen, positive Gefühle ganz für sich zu erleben - ohne dabei in Bezug zur Außenwelt zu stehen, beobachtet oder gar beurteilt zu werden. Freude im Stillen ganz tief zu empfinden, ist oft leichter als in der Öffentlichkeit. Manchmal ist es in der Realität nicht möglich, so viel schöne Dinge in so konzentrierter Form zu sehen und zu erleben. Sei es, weil sie uns einfach nicht umgeben, also wirklich nicht da sind (wo ist das Meer oder die Blumenwiese morgens im Bus?) oder weil wir nicht in der Lage sind, sie aufgrund unserer momentanen Verfassung wahrzunehmen.

Wir erfahren in den Geistreisen, Dinge zu vollbringen, die uns im täglichen Leben so nicht möglich wären, phantastische Erlebnisse, unabhängig von Zeit, Raum und Logik, die Fähigkeit alles zu können, was guttut. Durch die Möglichkeit einer solchen Situation (z.B. fliegen wie ein Vogel, sehen wie ein Adler, auf ferne Planeten reisen) und die Ermunterung dies zu tun, es zu genießen

und ggf. über sich hinauszuwachsen, haben wir Erfolgserlebnisse auf einer ganz anderen, einer tieferen Ebene.
Das Gefühl und das Wissen, etwas zu schaffen, was uns zuvor unmöglich schien, transportieren wir in den Alltag; und das wiederum stärkt den Glauben an uns selbst. Dieser Glaube wirkt tief im Un(ter)bewusstsein.
Dem Un(ter)bewusstsein ist es gleich, ob das neugewonnene Selbstvertrauen aus Handlungen, bestandenen Prüfungen oder Kunststücken der Realität oder der Welt der Vorstellung entspringt.
Im Gegenteil, in der Tiefe des entspannten Alpha-Zustandes ist der Weg zum Un(ter)bewussten weitaus zugänglicher. Was uns hier gelingt, entgeht zumeist dem *Ratio-Zweifel*, unserem ganz persönlichen Komplex, der Gelungenes oder Erreichtes gerne in Frage stellt.
In dem tranceähnlichen Zustand des Alpha-Wellen-Bereiches empfinden wir es als selbstverständlich, dass uns tatsächlich alles gelingt. Und das macht stark.

## Unliebsame Muster tilgen - neue Fähigkeiten entwickeln
### Du hast immer die Wahl

Geistreisen können dir auch helfen, dich von unliebsamen Verhaltensweisen, Eigenschaften und Angewohnheiten zu lösen und sie durch neue, effizientere zu ersetzen. Biete deinem Un(ter)bewussten, dir selbst, eine positive Alternative an. Du hast immer eine Wahl.

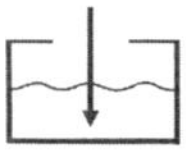

**„Jedes Verhalten hat eine gute Absicht, auch jedes unliebsame"**
Beim Neurolinguistischen Programmieren geht man davon aus, dass jedes Verhalten grundsätzlich in guter Absicht geschieht. Dieser Gedanke kann uns helfen, unsere störenden oder lebensbelastenden Verhaltensmuster zu respektieren, ihren Sinn, vielleicht auch ihren Ursprung zu erkennen und sie als ehemals notwendige Verhaltensform anzuerkennen. Aber erst, wenn wir dies verstanden haben, haben wir auch die Möglichkeit, uns davon erfolgreich zu lösen. Angst z.B. hat die Funktion, uns zu schützen, handelt also grundsätzlich in guter Absicht. Dass aber der ursprüngliche Nutzen nicht mehr im Verhältnis zur Angst steht, wird spürbar, wenn wir beginnen, unter der Angst zu leiden, wenn die Angst unser Leben einschränkt, sich auf Bereiche ausweitet, die objektiv nicht ängstigend sein müssen, und wenn Angst neue Ängste erzeugt.

In den Geistreisen hast du die Möglichkeit, neue Verhaltensweisen zu erproben und zu durchleben, z.B. durch ruhiges Betrachten und Genießen schöner Dinge, wissbegierig sein und einer Sache nachgehen, etwas entdecken *ohne* zu sprechen und *ohne* zu urteilen...
Oder durch die Formulierung eines neuen, positiven Gedankens:

***„Ich bin ruhig und entspannt und finde mit Sicherheit den richtigen Weg"***

So ist es dir möglich, in der Tiefe eine Neuordnung zu schaffen.
Aber genauso wichtig ist es, die bewusste Neuordnung im Wachzustand, während des Alltages, gezielt einzusetzen und anzuwenden.

Um eine Neuordnung erfolgreich umzusetzen, bedarf es drei Instanzen:

1. Das bewusste Erkennen eines unliebsamen Verhaltensmusters.
2. Das bewusste Stoppen des Verhaltensmusters, *bevor* wir auf einen Reiz reagieren.
3. Das bewusste Einsetzen der neuen, positiven Verhaltensweise.

***Beachte Folgendes:*** *Wenn du etwas nimmst, z.B. eine typische Reaktion, ohne für einen „akzeptablen" Ersatz zu sorgen, kann dein Un(ter)-bewusstsein mit Verlustangst reagieren, sich an das alte (scheinbar bewährte) Verhaltensmuster klammern oder ein ähnliches „nachrutschen lassen".*

***Aktiviere deine Fantasie:*** *Stelle dir eine halbrunde Schale mit Glasmurmel vor (jede Murmel steht für eine gewohnte Verhaltensweise). Und visualisiere dein neues, effizientes Verhalten als einen kleinen goldenen Würfel in deiner Hand. Siehst du beides vor dir? Nimmst du nun eine der Murmeln aus der Schale, rutscht sofort eine andere nach - die Lücke wird augenblicklich geschlossen. Wie gelingt es dir nun, eine der Glasmurmeln durch deinen goldenen Würfel zu ersetzen - ohne dass eine der Murmeln nachrutscht?*

Es ist gleichgültig, welcher Art oder welchen Ursprungs diese unliebsamen Verhaltensmuster sind, die meisten sind Resultate einer jahrelangen Konditionierung. Das kann ein typisches Verhalten bei Überforderung sein, Nachahmungen, die nicht unserem eigentlichen Selbst entsprechen, Übernahme fremder Denkmuster und Überzeugungen, automatisierte Reaktionen zur Aufrechterhaltung eines gewünschten Bildes usw.

Es ist nun an dir, diese Reaktionskette zu unterbrechen.

Lass dir ausreichend Zeit. Sei bewusst und halte *inne* nach dem Erkennen eines unliebsamen Verhaltensmusters, damit du selbst eine andere und bessere Reaktionsweise wählen kannst.

**Ein Beispiel:**
Du bist sehr in Eile, hast einen Termin und musst zuvor noch wichtige Dinge am Schreibtisch erledigen. Das Telefon klingelt und du denkst: „Nicht auch noch ein Anruf, ich habe gerade überhaupt keine Zeit."

Vielleicht wäre deine gewohnte Reaktion, deine Arbeit zu unterbrechen, ans Telefon zu gehen und höflich ein Gespräch zu führen, für das du momentan keine Zeit hast.
Vielleicht nimmst du auch ab und unterrichtest den Anrufer darüber, dass du momentan überhaupt keine Zeit hättest. Eine ebenso schlechte wie überflüssige Angewohnheit. Resultat ist, dass dein Zeitdruck noch mehr steigt und dein Stresspegel ebenfalls.

● Wenn du etwas Wichtiges zu erledigen hast und keinen wichtigen Anruf erwartest, lass das Telefon klingeln oder stelle es für die Dauer deiner Arbeit leise und rufe sobald es geht zurück.
Das ist völlig in Ordnung und erspart dir eine Unterbrechung deiner Arbeit. Mache dir bewusst, dass du die Wahl hast, wie du reagieren möchtest.

Das ist nur ein Beispiel von unzähligen. Nimm dir ein Blatt Papier und schreibe auf, welches Verhalten du bei dir gern ändern würdest. Fang klein an.
Eines, welches dir in seiner Umsetzung relativ leicht fällt.
Du wirst schnell merken, wenn du dich von einer gewohnheitsmäßigen Reaktion getrennt hast, sie durch eine neue, effizientere ersetzt und es dir gut damit geht, kannst du den Wert der Freiheit, die Wahl zu haben, spüren.

**Nur wenn du offen für neue Wege und Konzepte bist und die innere Bereitschaft hast, neue, auch vergrabene, Informationen über dich selbst zu empfangen, hast du die Möglichkeit, erfolgreiche Veränderungen zu bewirken. Dann kannst du alte gegen neue, positive Verhaltensweisen eintauschen.**

***„Ich habe immer die Wahl, wie ich reagieren möchte"***

● Verlasse zielorientierte Handlungsweisen, wenn sie dir Stress bereiten.

***„Ich habe Freude an der Veränderung und genieße den Weg"***

● Löse dich von schädlichen Denkmustern. Überzeugungen können verheerenden Schaden anrichten. Solange du davon überzeugt bist, Opfer der Um stände zu sein, wird diese Haltung deine schädlichen Denkmuster bestätigen.

***„Ich habe Freude an neuen Ansichten"***

***TIPP:*** *Eine erfolgreiche Methode, und eine sehr gute Ergänzung, ist die Klopf-therapie, die auf dem Wissen der Akupunktur (Meridianlehre und Kinesiologie) beruht. Blockierungen oder Störungen, gleich welcher Art, die auf den Meridianbahnen liegen, werden durch gezieltes Beklopfen gelöst.*
*Besonders erfolgreich wird diese Methode bei Phobien, also tiefsitzenden Ängsten, Stress-Symptomen, Panikattacken, belastenden Erinnerungen und anderen traumatisch bedingten Blockaden angewandt.*
*Nach gründlicher Anleitung (durch einen Therapeuten) ist es jedem möglich, die Methode selbst anzuwenden.*
Informationen dazu findest du auch im Netz unter: „MFT“ nach Callahn, „EFT“ nach Craig, „MET“ nach Francke oder einfach nur „Klopfakupunktur“

## Wie erzähle ich mir selbst eine Geschichte?

Sich selbst eine Geistreise erzählen ist wie ein bewusst geführter Tagtraum - eine erweiterte Form der Autosuggestion. Du benötigst weder Geschriebenes noch eine Tonaufnahme - du hast alles in deinem Kopf...

**Wie ein Gedicht...**
Lies eine Reise, die dir besonders guttut, sooft, dass du sie inhaltlich, vielleicht auch im Wortlaut, auswendig kennst. Deine innere Bilderwelt wird sich ausweiten und schon nach kurzer Zeit hast du einen jederzeit abrufbaren Film*, der dich beruhigt oder auch motiviert. Vielleicht beginnst du erst mit einem Ruhebild oder der Beschreibung einer einzelnen Szene. Deine inneren Bilder werden präziser und bunter, deine Vorstellungskraft detaillierter, deine Klangwelt reicher und deine übrigen Sinne aufnahmebereiter und sensibler.

**Für entspannende Augenblicke...**

- in Bus, Bahn oder Flugzeug
- im Wartezimmer beim Arzt
- kurzer Arbeits-Pausen
- abends vor dem Einschlafen
- vor einem wichtigen Termin
- bei Nervosität und Unruhe
- in denen lesen nicht möglich ist

---

*! Nutze diese Entspannungstechnik ausschließlich in Momenten, die es dir erlauben, für einige Zeit einzutauchen und deine Aufmerksamkeit von der Außenwelt abzuziehen. Während der Arbeit, beim Autofahren oder anderen Tätigkeiten, die deine Konzentration erfordern, ist eine Autosuggestion gefährlich und kann zu Unfällen führen.

*Trainiere dich, in der entspannten Aufmerksamkeit des Alpha-Zustandes aufzuhalten. Wenn du bemerkst, dass deine Gedanken abschweifen, sei es zu Dingen des Alltages oder du bemerkst, dass du einschläfst, hole dich zurück, konzentriere dich immer wieder auf den Inhalt und Fortlauf der Reise. Für diese Momente der Unkonzentriertheit kannst du eine zusätzliche Formel einsetzen:*

***„Ich kehre aufmerksam zu meiner Reise / Entspannungsübung zurück“***

*oder:* ***„Ich bleibe wach, entspannt und aufmerksam“***

Lerne auch, dich nach einer Entspannung wieder voll und ganz in das Hier und Jetzt zurückzuholen. Sei hier wirklich konsequent. Strecke dich, bewege Hände und Füße und verwende beispielsweise die Formel:

***„ Ich bin mit meiner ganzen Aufmerksamkeit bewusst und erfrischt in das Hier und Jetzt zurückgekehrt“***

## ..und eine Gutenachtgeschichte? (Teil2)

**Scheint unmöglich? Aber nein...**

Lies sehr langsam - noch langsamer. Triff alle Vorbereitungen für deinen Schlaf. Wenn dir die Augen schwer werden, lass das Buch sinken.

● Wiederhole den letzten Satz vor den Schlafsternen (hier endet die Reise für dich). Du kannst aus dem letzten Satz auch einen konzentrierten Reduktionssatz bilden, wenn er sich dafür eignet, das ist noch entspannender:

| | | |
|---|---|---|
| **„Die Hängematte schaukelt -** | **gleichmäßig, träge und ruhig...“** | |
| Sprich in Gedanken langsam: | **„gleichmäßig, träge und ruhig...“** | 4x |
| dann reduziere auf | **„träge und ruhig...“** | 8x... |
| dann reduziere auf | **„ruhig, ruhig...“** | 16x... |

● Du kannst die Reise auf einem Aufnahmegerät speichern und dich von deiner eigenen oder einer anderen beruhigenden Stimme in den Schlaf erzählen lassen...

● Luxusversion - Du findest jemanden, der dir die Geschichte vorliest, wartet, bis du eingeschlafen bist, dann zur Sicherheit noch eine halbe Stunde still an deinem Bett sitzen bleibt und sich dann völlig geräuschlos aus dem Zimmer schleicht - Nein? So jemanden hast du nicht? Gut... dann hast du noch folgende Möglichkeit:

- Du prägst dir zuvor eine Schlaf-Formel ein, die dich, nachdem du die Reise bei den Sternen oder einer anderen Stelle beendet hast und das Licht gelöscht hast, in den Schlaf begleitet. *Weitere Schlaf-Formeln auf den Seiten 225 und 234*

***„Ich bin müde - sehr müde und schlafe jetzt zufrieden ein"***

## „Ich kann nicht schlafen.." schlafen...

Und ich sage: „Kannst du doch."
Beantworte dir zuerst folgende Frage: „Warum habe ich bislang Schwierigkeiten mit dem Einschlafen?" Sag es laut, sprich es aus. Gut, das genügt. Wir haben eine Antwort.

**Drei wichtige Punkte:**

1. Du musst den Raum mögen, in dem du schläfst. Schaffe eine Atmosphäre von Entspannung, Ruhe, Erholung und Schlaf.
2. Ritualisiere dein Zubettgehen. Begib dich ruhig eine halbe Stunde vor „Schlafenszeit" in dein Bett.
3. Gib die Verantwortung für den Zeitpunkt des Einschlafens ab. Lass den Schlaf selbst entscheiden, wann er kommt. Freue dich auf deine Träume - egal wie sie sein werden.

Ab heute freust du dich aufs Zubettgehen. Ganz gleich, was passiert. Du hast dir die Erholung verdient. Genieße die Zeit im Bett. Gar nicht schlimm, wenn du nicht gleich einschläfst - umso länger kannst du die herrliche Entspannung und Ruhe an einem der schönsten Orte der Welt wahrnehmen. Deinem Bett. Hier kannst du dich ausstrecken und es dir bequem machen.
Es ist weich, es ist warm, es ist bequem. Hier kannst du lesen, hier kannst du träumen, hier findest du Ruhe. Was willst du mehr?

**Ein paar Kniffe:**

● Löse dich von Aufgaben und Gedanken des Alltages. Schreibe dir alles, was du dir merken möchtest, auf einen Zettel - verbanne ihn aus dem Schlafzimmer - und lege ihn in den Flur, ins Arbeits- oder ins Wohnzimmer.

● Vermeide schweres Essen zum Abend, trinke eine Stunde vor dem Zubettgehen nichts mehr und verzichte ab 17 Uhr auf Obst, denn es gärt im Darm und geht als Alkohol ins Blut. (Alkohol kann u.U. eine verkürzte Einschlafphase bedeuten, aber nach 2 - 3 Stunden wird dein Schlaf unruhig.)

● Vermeide das Liegen auf dem Sofa, wenn du vor dem Zubettgehen fernschaust. (Wenn du auf dem Sofa schon *lang-liegst*, erscheint dir das erneute Liegen im Bett weniger erstrebenswert und du spürst nicht die wohltuende Wirkung der entspannten Horizontale.)

● Lüfte deinen Schlafraum gut und dreh die Heizung auf Minimum (verbrauchte Luft kann dich schlecht träumen lassen).

● Wechsel oft und regelmäßig deine Bettwäsche.

● Wenn du gern bekleidet schläfst, achte auf hochwertige, angenehme Materialien. Du solltest dich freuen, in dein Nachthemd oder in deinen Schlafanzug zu schlüpfen.

● Sorge für behagliche Dunkelheit (evtl. zusätzlich mit Schlafbrille).

● Halte deine Augen geöffnet und sieh ins Dunkle. Bemühe dich, die Augen offen zu halten und lächle jedes Mal, wenn dir die Augen zufallen (positiver Anker und traumhafte Konditionierung).

● Bist du geräuschempfindlich? Ohrenstöpsel leisten hier gute Dienste.

● Wenn du dir schon lange eine neue Matratze oder ein neues Kissen kaufen wolltest - dann tu es bitte!

**Und jetzt die beste Schlafmedizin:**

● Nimm dir dein Buch und lies g a n z l a n g s a m eine Geistreise als Gutenachtgeschichte. *Siehe Seite 82*

So, gute Nacht und schlaf schön...

## Schlafen, um Schlummerndes zu wecken

Nicht nur großen Philosophen, Dichtern oder Wissenschaftlern kommen die besten Ideen im Schlaf oder zumindest in einem schlafähnlichen Zustand. Beschäftigt dich eine bohrende Frage oder kannst du dich nur schwer zwischen zwei Dingen entscheiden, dann bitte kurz vor dem Einschlafen um Antwort oder um Hilfe für das Erkennen des richtigen Weges.

Eine andere Möglichkeit ist: Stelle dir eine bisher unbeantwortete Frage direkt nach dem Aufwachen - noch im Bett, als ersten Gedanken - und höre einfach, welche Antwort du dir gibst. Du wirst erstaunt sein, wie pur und unverfälscht dein Bewusstsein am Morgen noch ist.
Verzichte auf eine Beurteilung. Sie ist völlig überflüssig. Nimm diese Antwort erst mal hin - und an. Vielleicht frühstückst du in Ruhe und bereitest dich auf den Tag vor und fühlst dich dann noch einmal in deine klare „Morgenmeinung“ hinein. Wahrscheinlich hat sie Bestand, denn sie entspricht deinen wahren Gefühlen und deiner inneren Wahrheit.
Vielleicht sinkst du das nächste Mal mit dieser Formel in den erhellenden Schlaf:

***„Ich freue mich auf meine Träume und werde Inspirierendes (oder die Antwort auf meine Frage) ins Wachbewusstsein transportieren“***

*Wusstest du, dass Informationen, die für das Langzeitgedächtnis bestimmt sind, tagsüber im Hippocampus (einem Teil unseres Gehirns) zwischengelagert werden und erst während der Tiefschlaf-Phase den Zielort, unseren Langzeitspeicher, erreichen?*

## Wieder träumen lernen - mit Geistreisen

träumen...

Hast du auch schon mal gehört, dass jemand nicht träumt? Sicher wird dieser jemand träumen, aber er erinnert sich nicht daran. Auch wenn viele unserer Träume es nicht bis an das Wachbewusstsein schaffen, erfüllen sie doch ihren Zweck. Träume sortieren, reinigen und decken auf. In unseren Träumen verarbeiten wir Geschehnisse, durchleben sie erneut oder in veränderter Form.

Durch das regelmäßige Erleben von Geistreisen regen wir unsere Fantasie an, lernen wieder, in Bildern zu denken - auch nachts - und mit ein wenig Übung diese dann ins Wach-Bewusstsein hinüberzuretten.

Eine abendlich gelesene oder gehörte Geistreise als Einschlafhilfe kann eine Vorstufe zu einem tatsächlichen Traum sein. Man nimmt einen Teil der Geistreise mit in den Schlaf; träumt vielleicht eben noch Gehörtes weiter und entwickelt einen eigenen Fortgang der „Geschichte“.
So ist es sehr viel einfacher, sich an das Traumgeschehen zu erinnern, denn die existierende Geistreise ist Teil des Traumes und Teil der Erinnerung.

*Bei sorgenvollen Gedanken, die sich immer im Kreis drehen, kannst du das Karussell stoppen und die Gedanken zum Aussteigen bringen, indem du kurz vor dem Einschlafen mit den Suggestionen für Ruhe und Entspannung oder Vertrauen, Gelassenheit und Sicherheit (auf Seite 222) meditierst. Knüpfe mit einer Schlafformel an, murmle sie mit geschlossenen Augen leise vor dich hin - bis du schläfst.*
*Wenn du über Einschlafstörungen hinaus unter Schlafstörungen leidest, rate ich dir, einen Termin mit einem gut ausgebildeten Arzt, Therapeuten oder Heilpraktiker zu vereinbaren.*
*! Zu Schlafstörungen, die deine Gesundheit gefährden und eine Gefahr für dich bedeuten, können zählen: Bettnässen und Zähneknirschen, massive Albträume, Schlafwandeln, Muskelzucken der Arme oder Beine (Myoklonie), Atemaussetzer (Schlafapnoe) und Atemprobleme im Liegen (Orthopnoe).*

## Symbole und ihre Bedeutung

der Schlüssel...

Symbole sind die Sprache des Un(ter)bewusstseins. Ob in den Geistreisen, in unseren Träumen, in der Psychoanalyse, in der Kunst, Literatur und selbst im weiten Feld der Medizin haben Symbole eine wichtige Schlüsselfunktion.

Sie begegnen uns in Form von Landschaften, Elementen, Pflanzen, Tieren, Menschen und Gegenständen. Symbole können kulturell, gesellschaftlich oder familiär geprägt sein; viele von ihnen sind archaischen Ursprungs, was heißt, dass sie über Generationen, manche sogar über Kulturen und Kontinente hin, gleiche Bedeutung oder Aussagekraft haben.
Mit analytischer Betrachtung spiegeln sie unsere momentane Verfassung, stehen für etwas Verborgenes und erscheinen uns durchaus manchmal etwas rätselhaft...
Doch nicht für alles, was uns in unseren Träumen begegnet, finden wir gleich eine Entsprechung und nicht alles hat archaischen Symbolcharakter.
Viele unserer nächtlichen Bilder sind Erinnerungen an zurückliegende Erlebnisse oder den vorangegangenen Tag - die natürlich auch in ihrer Aktualität einen Symbolwert für uns haben können - aber immer in individuellen Bezug zu setzen sind. Das macht ihre Interpretation so interessant und manchmal auch schwierig.

Die Symbolik unserer nächtlichen Träume kann grundsätzlich positiv oder negativ besetzt sein.
In den geführten Geistreisen hingegen wird jedes Symbol, jede Handlung und somit alles, was uns begegnet, zu rein positiven Zwecken eingesetzt.
Ein wesentlicher Unterschied zu den nur bedingt steuerbaren Inhalten unserer Träume und Fantasien. Die positive Besetzung der Symbole in den Geistreisen repräsentiert die bei jedem von uns vorhandenen schönen Seiten der persönlichen Innen- und Außenwelt.
Hier ist eine analytische Auseinandersetzung mit den Symbolen nicht Hauptaufgabe der Geistreise, welche in erster Linie der Entspannung dient.

In dem folgenden Symbol-Register, das sich auf die Inhalte der Reisen bezieht, führe ich deshalb die vordergründig lebensbejahenden Bedeutungen und nur in einigen Fällen ihre Umkehrungen auf.

# Symbol-Register

| Elemente und Bedeutung (Charakter) | | Umkehrung |
|---|---|---|
| Erde | Urvertrauen, Fruchtbarkeit | Trägheit |
| Wasser | Reinheit, seelischer Zustand, Gefühlswelt | Emotionalität, Verwirrung |
| Feuer | Wärme, Lebenskraft, heilende Energie, Erneuerung | Ungeduld |
| Luft | Leichtigkeit, Freiheit, Kommunikation | Oberflächlichkeit |
| Äther | Geist, Umwandlung, Keim einer Idee, das Anliegen der Seele | Stillstand, Verbohrtheit |
| Licht | Hoffnung, Leben, Erleuchtung, Geist | Abgehobenheit |

**Symbole und ihre Bedeutung**

| | |
|---|---|
| Anhöhe | zu meisternde Aufgabe |
| Atem | Symbol des Lebens |
| Aquamarin | Hoffnung und Gesundheit |
| Apfel | Fruchtbarkeit und Genuss    spirituell: Neubeginn |
| Arm | Lebensgestaltung |
| Ast | Wachstumsstufe; in welche Richtung geht es? |
| Auge | Spiegel der Seele, Wahrheit |
| Auto, Fahrzeug | Unabhängigkeit und Antrieb, motorische Energie |
| Bambus | Vielseitigkeit, Widerstandskraft, Klugheit |
| Bank | Ruhe und Entspannung, Pause, geruhsame Zeit miteinander |
| Bazar | *siehe Markt* |
| Bauch | vitales Zentrum, unbewusste Erfahrungen, Zentrum der Gefühle |
| Baum | Heimat, Erdverbundenheit, Stärke, maskuline Kraft |
| Baumwolle | Deckung der Grundbedürfnisse |
| Becken | die Basis, Geburt, Bindeglied zu den Ahnen, Neubeginn |
| Beere | sinnliche Nascherei |
| Beet | Chance innerlich etwas anzupflanzen, um es später zu ernten |
| Bein | Standort, Fortschritt |
| Berg | psychol.: Aufgabe, zu bewältigende Kraftanstrengung, Weg, Ziel, Übersicht<br>spirituell: Begegnung mit sich selbst |
| Besen, Harke | Probleme lösen und bereinigen, ordnen |
| Bett, Liege | Rückzug und Ruhe |
| Birke | mündliche Weitergabe alter Weisheiten, Reinigung |
| Blau, hell | Kommunikation, Weite und Raum |
| Blau, dunkel | Intuition |
| Blüte | das Werden und das Vergehen, Entfaltung der Persönlichkeit |
| Braun | Erdung |
| Blume | Freude, Schönheit, Sinnlichkeit, Entfaltung, Weiblichkeit |

| | |
|---|---|
| Boot | lebensbejahendes Transportmittel, unbeschwerte Entwicklung, Verwirklichung persönlicher Wünsche |
| Brandung | Gefühle und Lust, aber auch notwendige Konfrontation |
| Brücke | Verbindung, Hilfe, Überbrückung von Hindernissen |
| Buch | Lernen durch Erfahrung anderer; was will ich herausfinden? Geheimes, heiliges Wissen; das eigene Leben |
| Bucht | schützend und gebärend; wo komme ich zur Ruhe? |
| Dach | Sicherheit und Schutz |
| Diamant | Kraft und Mut, Fähigkeit das Licht zu brechen, psychische Ganzheit mit all ihren Facetten, Reinheit, Schönheit, Kontrolle |
| Drache | spirituelle Freiheit |
| Dschungel | *Variation des Waldes;* hier jedoch speziell für die zu bewältigende Situation |
| Ecke, Straße | Aufforderung zur Akzeptanz, die Richtung zu wechseln |
| Edelstein | heilende Kraft, Herkunft, Weisheit, Wunsch nach Erfüllung |
| Eiche | Selbstbewusstsein, Stärke |
| Eichhörnchen | Fleiß, Zusammenhalt |
| Eis | gibt es etwas aufzutauen, bevor ich vorankomme? |
| Ente | Glückssymbol, Wunsch nach Ruhe und Langsamkeit |
| Erde | Tiefe des Unterbewusstseins, Mutter, Heimat, Endlichkeit |
| Eule | ein stiller Bote, Weisheit, feines Gehör |
| Farn | Symbol für die Hilfe der Natur, die Zeit ist reif für lang gehegte Vorhaben |
| Feld | Lebensaufgabe, Erfolg durch Arbeit |
| Felsen | Schutz, Kraft |
| Fenster | Einblick und Ausblick; Zustand ist entscheidend |
| Fisch | Beweglichkeit der Gefühle; was fühle ich? psychologisch: Zugang zum kollektiv Unterbewussten spirituell: Leben und Fruchtbarkeit |
| Fliegen | positive Persönlichkeitsentwicklung, wachsende Fähigkeiten |
| Floß | Sicherheit, Freiheit; du kannst vertrauen |
| Fluss | seelisch-geistige Kraft, Entwicklung, Lebensweg |
| Frühling | Erwachen, Lebensfreude, Neuordnung, Hoffnung |
| Flügel | selbstgewählte Freiheit |
| Fontaine | *siehe Springbrunnen* |
| Frucht | *siehe Obst* |
| Fuß | psychologisch: Standpunkt, Werte, etwas in Gang setzen spirituell: Verbindung zur Erde |
| Fußspur | psychologisch: Sinn des Lebens, Hilfe für die Zukunft spirituell: göttliche Gegenwart |
| Garten | Seele, Erholung, Rückzug, Anordnung, Geschaffenes |
| Gebirge | aus eigener Kraft neu beginnen, auch: hohen Anspruch haben |
| Gelb | mentale Wachheit, Sonne und Wärme |
| Gemüse | Lebenskraft und Nahrung |

| | |
|---|---|
| Gipfel | Ziele, Errungenschaften, Ausblick |
| Gras | psychologisch: neue Ideen und Vorhaben, Allgegenwärtigkeit, Gesundheit und Vitalität<br>spirituell: Bewusstseinsveränderung |
| Grillen (Tier) | unbekannte Freuden, persönliche Fähigkeiten erkennen |
| Grün | seelisch-geistiges Wachstum, Ruhe, Erholung<br>spirituell: Liebe, Toleranz, Heilung |
| Gold | Selbstwert, Ganzheit, Reichtum und Glück in jeder Beziehung |
| Händler | Hilfe in allen Lebenslagen |
| Haar | Attraktivität, Sinnlichkeit, Antennen zum Übersinnlichen |
| Hals | Verbindung von Körper, Wort und Geist; was bin ich bereit zu sagen? |
| Hand | Gestaltung des Lebens, Handlungsbedarf, Freundschaft, Möglichkeit des Verzeihens, Macht |
| Haus | Einkehr (ins Selbst) |
| Haut | Beziehung zwischen Innen- und Außenwelt |
| Hecke | Symbol der Abgrenzung, Wunsch nach Schutz |
| Herz | Seele, Liebe, Zentrum für alles Zwischenmenschliche |
| Himmel | (klar und blau) Heiterkeit, Weiträumigkeit, Freiheit, Unendlichkeit, schöpferische Kraft, Überbrückung von Raum und Zeit |
| Hof | Aufforderung zu objektiver Betrachtung, Teil der Persönlichkeit |
| Holz | Wachstum, Ideen, fordert uns auf, den Geist zu schulen |
| Honig | die süße Seite des Lebens, Luxus, Erotik, regenerative Kraft |
| Horizont | Hoffnung und Ziele, Ende von Problemen |
| Insel | Ort der Wünsche und Fantasien, Rückzugsort, Ort der Elemente zum Kraftsammeln, Symbol für die Fähigkeit, allein sein zu können |
| Jade | psychol.: Gelassenheit und Ausdauer, etwas ist mehr wert als du glaubst<br>spirituell: Schmuck der Eingeweihten |
| Kamin | Mittelpunkt des Selbst, Geborgenheit, Mutterleib |
| Katze | Selbstverständlichkeit, freie Entscheidung, Anmut |
| Kiefer (Baum) | Gesundheit und Zufriedenheit im Alter, Verbindung von Himmel und Erde, die Ewigkeit verstehen |
| Kies | Hinweis auf Details und Ordnung |
| Kissen | Wohlbehagen; auch: welcher Teil in mir braucht Unterstützung? |
| Kleidung | Schutz, Selbstbild |
| Kloster | Schutz, Einkehr, Erkenntnis, Ruhe |
| Kontinent | *siehe Land* |
| Kopf | Ratio und Disziplin aber auch das Tor des höchsten Chakras |
| Koralle | Symbol für Herzlichkeit und Wärme |
| Korn, Ähre | Selbstvertrauen und Zuversicht |
| Kostüm | Selbstverwirklichung, Rollentausch |
| Kraut | Heilungsvorgang |
| Kreuzung | du hast immer eine Wahl, eigenverantwortliche Entscheidungen treffen, Wendepunkt im Leben; wohin will ich gehen? |

| | |
|---|---|
| Kristall | psychologisch: Sender und Empfänger, Grundzüge der Persönlichkeit, Harmonie aber auch Verletzlichkeit; was ist für mich wesentlich? |
| Krone | Erweiterung von Wissen und Bewusstsein, Erfüllung von Wünschen |
| Küche | psychologisch: Teil der Jugenderinnerungen, Heimat, Elternhaus |
| | spirituell: Transformation, Rituale und spirituelle Entwicklung |
| Kuh | Geborgenheit, Geduld und Güte |
| Labyrinth | psychologisch: Selbsterkenntnis, Mut und Begabung |
| | spirituell: Lebensweg zum Göttlichen mit Hürden und Prüfungen |
| Lärche | erfolgreiche Unternehmung |
| Land | Lebensraum, Erdverbundenheit; Land sehen: Übersicht und Erfolg |
| Licht | psychologisch: Vertrauen, Zuversicht, Hoffnung, Wärme, Erleuchtung |
| | spirituell: Manifestation des Göttlichen und der einzigen Wahrheit; was bin ich bereit zu sehen? |
| Lichtung | Symbolkraft des Lichts, Licht in Reflektion zu uns oder unserer Umwelt |
| Löwe | psychologisch: Stärke, Würde, Leidenschaft |
| | spirituell: Feuer der Lebenskraft, Beschützer |
| Lunge | Lebensfluss, Lebensatem, Expansion und Wandel |
| Markt | Beziehung zu anderen Menschen, Fähigkeit, den Alltag zu meistern |
| | Geben und Nehmen, Entwicklung durch Verhandlung |
| Mauer | Schutz und Abgrenzung, Bewahrung alter Bräuche |
| Meer | Gesamtheit der Gefühle, Freiheit, das Unbekannte und kollektiv Unbewusste |
| Meeresufer | Grenze zwischen Bewusstem und Unbewusstem, Begrenzung und Freiheit, Entscheidung für weiteren Lebensweg, beruhigter Blick in die Zukunft |
| Mönch | Suche nach Rat und Hilfe, Ruhe und Rückzug |
| Mond | Gefühle, weibliches Selbst, Sehnsucht, Intuition, Liebe und Romantik |
| | psychologisch: Das Licht des Unterbewussten |
| | spirituell: die große Mutter, die dunkle, unbekannte Seite des Selbst |
| Moos | Ruhe, Besinnlichkeit und Geduld |
| Mosaik | Vielfalt der Persönlichkeit, Inspiration, Kreativität, bewusster Schöpfungsakt |
| Muster | Inspiration, Traumideen ins Wachbewusstsein transportieren |
| Nase | instinktives Wissen und sexuelle Energie |
| Nebel | Wechsel der Bewusstseinszustände, Verborgenes aufdecken |
| Oase | Rettung, Zuflucht, Schutz, Erfrischung, Lebenskraft |
| Obst | Wohlergehen, erotische Bedürfnisse und Erlebnisse |
| Obstbaum | nahrende Natur |
| Ohr | Sensibilität, Empfänglichkeit |
| Olive | Güte und Sanftheit, Symbol des Friedens; auch: erotische Bedürfnisse |
| Orange | Fruchtbarkeit, Beziehung, Sexualität |
| Palast | geistige Freiheit, Entfaltung, neue Räume entdecken |
| Palisaden | Sicherheit und Schutz, Aufforderung ein Vorhaben zu prüfen |
| Palme | psychologisch: Ruhe und Erholung |
| | spirituell: Wiedergeburt und Unsterblichkeit |

| | |
|---|---|
| Papier | Neuorientierung, Wissbegierde, Wachstum durch Lernen und Kreativität |
| Park | unser äußeres Bild, Wunsch nach Frieden und Harmonie |
| Pavillon | ungestillte Sehnsucht |
| Perle | psychologisch: Schönheit, Erfüllung und Kultiviertheit; wie kann entstehen, was ich schätze? spirituell: die unscheinbaren aber vollkommenen Erfahrungen auf dem Entwicklungsweg eines Menschen |
| Pferd | natürliche Kraft, Körperbewusstsein, Harmonie |
| Pflanze | Nahrung für Körper und Geist, verwurzelt sein, allmähliche Veränderung |
| Planet | Ordnung in der Unendlichkeit des Universums; was kommt danach? |
| Quelle | Ursprung, Lebensenergie, Fruchtbarkeit |
| Regen | Lebenskraft, Reinigung |
| Regenbogen | kosmische Lichtkraft, Vielfältigkeit |
| Reiher | Geduld und die Freiheit, über alles zu sprechen, woran du glaubst |
| Reise | Wandel des seelischen Standpunktes, neue Pläne und Aufgaben, Lebensweg und Ausweg, Neubeginn |
| Ring | Schutz, Bündnis, Kontinuität, Sicherheit, Endlosigkeit, Transformation |
| Rosa | bedingungslose Liebe, Erlösung |
| Rose | Sinnlichkeit, Weiblichkeit, Öffnung, Begehren |
| Rot | Lebenswille, Energie, Urkraft, Wärme |
| Ruder | Aufforderung und zugleich Fähigkeit, das Leben zu steuern, überlegter Einsatz der eigenen Kraft |
| Rücken | psychologisch: Teil der kraftvollen Achse und zugleich unsere Schattenseite spirituell: Aufforderung, der Vergangenheit den Rücken zu kehren |
| Salz | Beständigkeit, Unbestechlichkeit, geistige Würze, Humor, Weisheit |
| Samenkorn | Entfaltung, Fruchtbarkeit, Wachstum, Hoffnung |
| Sand | Symbol der Vergänglichkeit; was behindert mein Wachstum? auch: Wunsch nach Ruhe und Entspannung |
| Schatten | Schutz, Ruhe, Erfrischung, verborgene Seiten in uns; was bin ich bereit zu zeigen? |
| Schlaf | völlige Entspannung, Regeneration, Ort der Träume |
| Schleier | Geheimnis lüften, Erlangen des geheimen Welten-Wissens |
| Schmetterling | Leichtigkeit, Freude, Verwandlung |
| Schmuck | Wertschätzung und Selbstachtung |
| Schnee | Ideen nehmen konkrete Formen an, Reinheit und Schönheit |
| Schritt | Lebensweg, Ruhe und Bedächtigkeit |
| Schulter | Tatkraft und Energie; was bin ich bereit zu (er)tragen? |
| Schwarz | mystischer Zugang zur Weiblichkeit, Intuition, unbekannter Aspekt des Seins |
| Schweiß | Heilung bei Erkrankung, Reinigung, gutes Vorankommen |
| See | psychologisch: Seele, durch die Spiegelfläche und die unbekannte Tiefe des Wassers (aus dem urgermanischen Wort *saiwaz = See* abgeleitet) Nach altgermanischem Glauben leben die Seelen der Menschen vor der Geburt und nach dem Tod in Seen. |

| | |
|---|---|
| Silber | Reinigung, Weisheit, Magie, Mond-Kraft, paranormale oder sensitive Fähigkeiten |
| Sofa | Behaglichkeit, Erinnerungen |
| Sommer | Wärme, Lebensmitte, Reife |
| Sonne | Wärme, Licht, schöpferische Kraft |
| Spiegel | Selbstbild, Selbsterkenntnis, Seele |
| Springbrunnen | Erkenntnis des Bewusstsein-Flusses, Fähigkeit Gefühle auszudrücken, Bedürfnis *es* sprudeln zu lassen, pulsierende Lebenskraft<br>auch: Symbol für Mutterfigur, weibliche Lust und Unsterblichkeit |
| Stadt | Umwelt, Mitmenschen, Geselligkeit, soziales Umfeld **UK:** Unruhe, Trubel<br>psychologisch: erweitertes emotionales Umfeld |
| Stein | elementarstes Selbst, Unvergänglichkeit |
| Stern | Hoffnung, Zuversicht und Glaube, Vertrauen in die universelle Kraft<br>Streben nach höheren Zielen |
| Stoffe (Tuch) | Schutz, Schmuck, Selbstbild, Wandel |
| Sturm | widrige Umstände meistern, Aufregung, Naturkräfte |
| Strand | Erholung und Kreativität |
| Straße | Bewegung, der *Weg,* Vorankommen |
| Tal | Unbekannte Bereiche des Selbst, Wunscherfüllung |
| Tanz | Körpergefühl, Erotik |
| Tasse, Gefäß | empfänglicher Zustand für intuitive Informationen,<br>weibliches Bewusstsein |
| Tau (Wasser) | Erfrischung und spirituelle Segnung |
| Tau (Seil) | Sicherheit, Bindung, Halt |
| Tee | Ruhe, Entspannung, heilende Kraft, Genuss |
| Tempel | Körper als Wohnraum für Seele und Geist, Ort des Göttlichen |
| Tier | instinktive Natur, Triebe, Leidenschaften, Mütterlichkeit |
| Tisch | Gastfreundschaft, Aufforderung, seelische und geistige Dinge zu bearbeiten |
| Tür, Tor | Veränderung, Zugang zu Verborgenem |
| Traum | Erwachen der inneren Wirklichkeit und Wahrheit |
| Treppe | unterschiedliche Persönlichkeitsbereiche, Bewusstseinsstufen, Etappen |
| Türkis | Schutz, Stärke, Heilung |
| Universum | Gesamtheit des Seins, Unendlichkeit, alles ist möglich |
| Violett | höchste Erkenntnis, Inspiration |
| Vogel | Fantasie, Freiheit der Gedanken, Übersicht, Ausblick |
| Wald | psychologisch: Unterbewusstsein, das Reich des Unterbewussten erkunden, Ort der Prüfung, des Entdeckens, der Gegensätze<br>spirituell: Reich des Weiblichen, die Psyche in ihrer Ganzheit |
| Wasser | fließend: seelischer Energiefluss<br>stehend: Gefühlswelt, Fantasie, Spiegelfläche der Seele |
| Wasserperle | Blick in die Welt oder ins Selbst, Reinigung, Veränderung; was fühle ich? |
| Weiß | universelles Licht, Reinheit, Göttlichkeit |
| Weg | Lebensweg, Aufgabe, Erfahrungen, Ziel |

| | |
|---|---|
| Wellen | Lebensenergie, Mutter, Vertrauen sich treiben zu lassen |
| Wiese | freie Gestaltung, freie Wahl des Weges, Entfaltung, Ruhe, Weite |
| Wind | Intellekt, geistiger Motor, Leichtigkeit, Vergnügen, Transportmittel, Erfrischung<br>spirituell: Macht des Geistes |
| Wirbelsäule | Aufrichtigkeit, Flexibilität, Mut, Selbstvertrauen |
| Wolke, weiß | Heiterkeit, Leichtigkeit, Freiheit |
| Wolke, schwer | Emotionen |
| Wüste | Suche, Ausdauer, Reduzierung, Gestaltungsfläche **UK:** Entbehrung<br>spirituell: Besinnung, göttliche Offenbarung |
| Wurzel | grundlegende Bedürfnisse, starke Erdung |
| Zehe | Entscheidungsfreiheit des eigenen Lebensweges und Diplomatie |
| Zelt | Abenteuer und Selbstentfaltung, Heimat ist dort, wo du dich zuhause fühlst |
| Zitrusfrucht | Selbstvertrauen und Entwicklung, Reinheit und Duft |

*Wenn du in den Reisen noch andere Dinge entdeckt hast, die Symbolcharakter für dich haben, findest du im Internet unter Symbolbedeutung oder Traumsymbole sicher deren Bedeutung und kannst das Register ergänzen.*

Für Ergänzungen:

------------------------------------------------------------

------------------------------------------------------------

------------------------------------------------------------

------------------------------------------------------------

------------------------------------------------------------

------------------------------------------------------------

------------------------------------------------------------

------------------------------------------------------------

------------------------------------------------------------

------------------------------------------------------------

------------------------------------------------------------

------------------------------------------------------------

## Die Vorbereitende Entspannungs- und die Rückhol-Phase

Die Vorbereitende Entspannungs-Phase bereitet den Boden für die eigentliche Reise. Durch sie gelangst du oder deine Zuhörer in den gewünschten Entspannungszustand (Alpha-Zustand), der es ermöglicht, das Tor zum Un(ter)-bewusstsein zu öffnen - und so die Inhalte der Reisen zu verstehen, zu genießen und anzunehmen.

Die folgenden ausführlichen VEPhs kannst du individuell den Reisen zuordnen - ganz nach Bedarf, Stimmung oder Situation. Du kannst eine jede VEPh auch als eigenständigen, abgeschlossenen Entspannungstext verwenden, wenn das Ziel eine tiefe Entspannung und Beruhigung *ohne* besondere Aktivierung der Bilderwelt ist.

Jede der Reisen ab Seite 117 hat dennoch eine eigene, kurzgefasste Entspannungsphase, die durchaus genügen kann, wenn du oder deine Zuhörer schon geübt oder ausreichend entspannt seid. Das gleiche gilt auch für die sich am Ende dieses Kapitels befindende ausführliche Rückhol-Phase (RhPh).

Wenn du die ausführlichen VEPhs zu den Reisen verwendest, kannst du natürlich direkt beim gekennzeichneten Reiseweg (RW) im Reisetext beginnen.

***Anmerkung für Vorleser:*** *Lies jeden Text, bevor du ihn anwendest, einmal ganz durch und prüfe, ob der Inhalt deinen Zielen bzw. den Bedürfnissen deines Zuhörers entspricht.*



* Autogenes Training  ** Progressive Muskelentspannung

**Nr.1 VEPh - universell (AT-orientiert)**

Strecke dich lang aus… Arme und Beine weit und gelöst…
Mache es dir richtig bequem… Atme dabei ruhig ein und aus…
Atme zwei- bis dreimal tief - und bewusst langsam - ein und aus...
Spüre, wie dein Atemfluss sich reguliert... Ganz von allein...

Finde deine bequemste Position - so, dass du dich richtig wohlfühlst…
Alles was du wahrnimmst, siehst oder hörst, kannst du für deine Entspannung nutzen: deinen eigenen Atem, jedes Wort, das Rascheln des Papiers oder andere Geräusche... *hier drinnen oder draußen*

Vielleicht kommen gerade jetzt Gedanken auf... Lass sie vorüberziehen...
Sie haben keine Bedeutung... Gedanken werden leise - undeutlich
- und verschwinden - wie Worte im Wind...
*~ Und alles ist schön - so wie es ist ~*

Entspanne dich... Entspanne dich vollkommen.
*~ Du bist ganz ruhig ~*

Erlaube deinen Händen und Füßen,
deinen Armen und Beinen völlig zu entspannen...
Lass dich in die Erde - oder wo immer du dich befindest - sinken.
*~ Du bist ganz schwer ~*

Entspanne deinen Bauch, dein Becken - und deinen Rücken.
*~ Du bist ganz warm ~*

Entspanne deinen Brustkorb und öffne dein Herz.
*~ Du fühlst dich herrlich leicht und froh ~*

Der Atem kommt und geht in tiefen, ruhigen Zügen...
Langsames, ruhiges Atmen bringt Ruhe und Stille -
und das geschieht ganz von allein - immer wieder.
*~ Du bist ganz sicher ~*

In deiner Körpermitte spürst du ein warmes, goldenes Strahlen...

Entspanne deinen Nacken und deine Schultern.
*~ Du bist ganz locker und weich ~*

Entspanne deinen Kopf...
Dein Mund ist ganz weich.  Deine Augen sind ganz klar.
Deine Stirn ist ganz frisch.
*~ Und du bist ganz frei ~*

*~ In diesem entspannten Zustand bist du dennoch wach und aufmerksam ~*

Wir wollen nun reisen, vielleicht erst ein Stück gemeinsam...

▷... Reiseweg *oder gleich* Reiseziel

Raum für persönliche Hinweise zu den VEPhs oder Reisen:
Suggestionen, Ideen oder Anmerkungen

**Nr.2 VEPh - universell Körperwahrnehmung, Ruhe und Gleichgewicht**

Nimm deine Position wahr - den Boden unter dir...
Du entspannst - und ein Gefühl der S c h w e r e breitet sich mehr und mehr in dir aus…
Nimm deinen Körper wahr. Spüre deine linke - und deine rechte Körperhälfte…
Wie fühlen sich die Seiten an? Unterschiedlich - oder gleich?
Spüre dem nach… ~ *Alles ist gut so wie es ist* ~
Spüre, wie du dich ausbreitest - und mehr und mehr Raum einnimmst...
Hast du es dir auch richtig bequem gemacht? Du kannst deine Position ruhig verändern - und nun vollkommen entspannen...

Vielleicht kommen gerade jetzt Gedanken auf… Lass sie kommen und gehen… Gedanken lichten sich, verflüchtigen sich - und verschwinden, wie Nebel in der Sonne…
~ *Ruhe legt sich wie eine schützende Decke auf dich - und Gelassenheit schiebt sich wie ein weiches Kissen unter deinen Kopf* ~

Beobachte deinen Atem einen Moment...
Das ruhige, gleichmäßige Kommen und Gehen...
Das eigenständige Heben und Senken von Brustkorb und Bauch...

Und spüre deinen Körper...
Deine Haut ist glatt und entspannt...
Deine Muskeln sind weich und warm...
Deine Gelenke - frei und locker...
All deine Organe arbeiten ruhig und sicher...
Deine Gefäße und Adern sind entspannt - und dein Blut strömt ruhig, langsam und gleichmäßig...

Deine Wirbelsäule ist völlig entspannt, gelöst und locker - und ein jeder Wirbel fügt sich - ganz von allein - in die für ihn vorgesehene Position...
~ *Alles ist im Lot - und alles ist im Gleichgewicht* ~

Wir wollen reisen - an einen Ort der Kraft, Ruhe und Harmonie...

▷... Reiseweg *oder gleich* Reiseziel

**Nr. 3 VEPh - universell Vom Kopf bis zu den Zehenspitzen**

Hast du es dir bequem gemacht? Mache es dir ruhig noch bequemer - damit du dich wirklich wohlfühlst...

Heute beginnen wir beim Kopf - ganz oben am Scheitel...
Besinne dich auf deinen Scheitel - fühle dich dorthin...
Von deinem Scheitel breitet sich f l i e ß e n d ein herrliches Gefühl der Entspannung aus... Die Entspannung f l i e ß t über deine Kopfhaut, deine Stirn, Schläfen und Augenbrauen...
Spüre die Entspannung um - und in deinen Augen, deinen Ohren, deiner Nase und deinen Wangen...
Die Entspannung breitet sich über dein ganzes Gesicht aus...
Entspanne deine Kiefergelenksmuskeln und deine Zunge...
Spüre, wie weich und entspannt dein ganzer Mund nun ist...
Die Entspannung strömt durch deinen Hals - in deinen Schulterbereich...
Und von dort in deine Arme - bis zu den Fingerspitzen...

Entspannung strömt in deinen Brustraum - öffnet deine Lungen - und strömt weiter in deinen Rücken und in deinen Bauch - warm und weich...

Dein Becken ruht locker und entspannt - und die Entspannung strömt vom Becken in deine Beine bis zu den Zehenspitzen... Dein ganzer Körper ist locker und entspannt... So bist du herrlich locker und entspannt...

Lenke deine Aufmerksamkeit nun auf den Atem...
Spüre, dass jeder Atemzug aus drei Teilen besteht.
Zuerst die Ausdehnung, wenn du einatmest... Dann das Loslassen, wenn du ausatmest... Und dann - die Stille - die friedliche Pause - bevor du wieder einatmest, was ganz von allein geschieht... Atme ruhig ein und aus...
Immer wieder - ganz von allein... Eigenständig und ganz sicher...

Dein Atem bringt dich in eine tiefe Entspannung - mit jedem Ausatmen tiefer und tiefer...

Atme so, dass du dich lösen kannst - mit jedem Ausatmen mehr und mehr...

▷... Reiseweg ▷▷... Reiseziel

**Nr. 4 VEPh zum Lösen von körperlichen Verspannungen (PM-orientiert)**

*Spanne die jeweiligen Muskelgruppen für ca. 6 Sekunden wirklich fest an. Mit einem anschließenden Ausatmen lässt du deine Muskeln völlig locker und entspannt in die Unterlage sinken. Bleibe mindestens 8 Sekunden in dieser entspannten Position und spüre der Veränderung nach.*

Finde deine bequemste Position... So, dass du dich wohlfühlen kannst...
Wenn du irgendwo Verspannungen, Schmerzen oder Blockaden hast, kannst du dich nun von ihnen lösen… Vielleicht nur für diesen Moment
- oder auch für einige Stunden - oder für immer...
Wir wandern nun von unten nach oben durch deinen Körper - und beginnen bei deinen Füßen...

● *(Beuge deine Fußsohlen soweit Richtung Erde, bis die Füße gestreckt sind)*
Spanne deine Wadenmuskulatur fest an. Fester - noch fester…
Löse die Spannung mit dem nächsten Ausatmen und spüre mind. 8 Sekunden der Entspannung nach...

● *(Strecke deine Knie durch und ziehe deine Füße Richtung Knie)*
Spanne deine vordere Oberschenkelmuskulatur fest an. Fester - noch fester… Löse die Anspannung mit dem Ausatmen…

● *(Kneife deine Po-Backen zusammen, der Po hebt ein Stück ab, dein tiefer Unterbauch wird ganz fest und flach)*
Spanne deine po- und schambeinnahe tiefe Bauchmuskulatur an.
Halte gaaanz fest... Atme aus - und entspanne völlig…

● *(Stelle dir vor, du müsstest dringend zur Toilette und hältst es zurück)*
„Ziehe" deine tiefe, untere Beckenbodenmuskulatur hoch - mit Spannung - ganz fest... Atme aus - und entspanne...

● *(Mache Fäuste, beuge deine Ellenbogen, stemme deine Oberarme in die Erde, als hieltest du ein Lenkrad umklammert)*
Spanne deine Unter- und Oberarme fest an - ganz fest - und: halten, halten...
Atme aus, lass los - und entspanne…

● *(Drücke deinen Hinterkopf in die Unterlage und ziehe deine Schultern etwas hoch - kräusel die Stirn)*
Spanne deine Nackenmuskulatur, Stirn und Kopfhaut an - ganz fest -
Atme aus - entspanne - und spüre der Veränderung nach...

● *(Mache ein ganz „saures“ Gesicht, presse deine Zunge gegen den Gaumen)*
Spanne deine Gesichtsmuskulatur an - ganz fest – und: halten...
Atme aus, löse die Spannung... Spüre, was sich verändert hat...

Schicke deine gesamte Aufmerksamkeit nun noch einmal durch deinen Körper... Spürst du irgendwo noch einen angespannten Muskel?
Oder einen Bereich, in dem du Restspannungen wahrnimmst?
Lass dir Zeit, diese Bereiche aufzuspüren... Spanne diesen Muskel - oder diesen Bereich noch einmal kräftig an... Atme ein - halte die Spannung - halte sie - atme aus - und lass dann los... Lass endgültig los...
Und entspanne dich völlig...

▷... Reiseweg ▷▷... Reiseziel

**Nr. 5 VEPh zum Lösen von mentalen Belastungen**

Mache es dir bequem… Vielleicht rekelst du dich und spannst all deine Muskeln noch einmal an - um dann locker und entspannt - loszulassen…
Lass dich einfach sinken - egal wo du bist... Lass dich sinken - ganz weich...

~ *Ruhe legt sich wie eine schützende Decke auf dich -*
*und Gelassenheit schiebt sich wie ein weiches Kissen unter deinen Kopf* ~

Nun lass deiner Fantasie freien Lauf: Stell dir vor, über dir ist ein luftiger Wirbelwind - eine Windhose, die dir hilft… Eine kleine, nette Windhose, die all deine überflüssigen Gedanken mit sich nehmen kann…
Gib deine Gedanken nun frei - und lass sie los...
Vertraue sie der Windhose an…
Bunt werden deine Gedanken von dem wirbelnden Sog angezogen - und verschwinden - im Strudel des Nirgendwo…

Dann entfernt sich die Windhose… Wird kleiner und kleiner - bis sie dann, irgendwann, ganz verschwunden ist...
Und das fühlt sich gut an.
~ *So leicht und befreit* ~

Atme ein- bis zweimal tief und erleichtert durch...

▷... Reiseweg *oder gleich* Reiseziel

**Nr. 6 VEPh - universell Wogende Wellen wiegen dich weich**

Und nun wird es still...
Ruhig und entspannt hast du es dir bequem gemacht - ganz weich…

Spüre, wie dein Körper fließt und sich ausbreitet... Beruhigend und schwer...
S c h w e r lässt du dich in die Erde sinken...
Und umso tiefer du sinkst, desto mehr entspannst du dich…
Wirst immer schwerer - und schwerer - und schwerer…

Nun wird es warm...
Eine weiche, warme Welle rollt langsam auf dich zu…
*Lass die Welle bei deinen Füßen beginnen*
Warm und weich erreicht sie dich - und wärmt deine Füße…

Langsam rollt die Welle höher und wogt warm über deine Schienbeine und Waden, rollt über deine Knie, wogt warm über deine Oberschenkel, deinen Schoß - und dein Becken…
Die warme Welle rollt höher - wärmt deinen Bauch und deinen Rücken, deinen Brustkorb, deine Schultern und Arme...

Und während diese erste Welle nun ganz allein weiter durch deinen Körper wogt - und dich bis in die Fingerspitzen wärmt, nähert sich deinen Füßen eine zweite Welle...

Diese Welle bringt Fröhlichkeit…
Lass die fröhliche Welle golden glitzern und funkeln…
Und die gold-glitzernde Welle funkelt nun fröhlich über deine Füße,
deine Schienbeine und Waden…
~ *Und du spürst, wie die Freude in dir ansteigt* ~

Die fröhliche Welle wogt über deinen Schoß, dein Becken, deinen Bauch…
~ *Und du spürst, wie die Freude langsam dein Herz erreicht* ~

Die Welle wogt durch deinen Brustkorb…
~ *Und du spürst, wie Freude und Glück dich nun durchdringen und erfüllen* ~

Und während die gold-glitzernde Welle nun ganz allein durch deinen Körper wogt und dein Sein erfüllt, weht eine dritte Welle heran und erreicht deine Füße mit erfrischender Leichtigkeit...
Leichtigkeit weht über und durch deine Füße, deine Beine, dein Becken,
deinen Schoß...

Die leichte Welle erreicht deinen Bauch - weht über und durch deine Hände und Arme, deinen Brustkorb, deine Schultern - und deinen Kopf…
*~ Du bist so herrlich leicht ~*

Kannst du spüren, dass auch der Atem in Wellen kommt - und wieder geht?
Der Atem bewegt deinen Körper wie eine Welle...
Weite nun den Atem - der deinen Brustkorb hebt und senkt, der deinen Bauch hebt und senkt - auf deinen ganzen Körper aus...
Schicke die Atemwellen durch deinen ganzen Körper...
Vom Kopf - über deinen Leib - bis zu deinen Zehenspitzen...

Und wenn du nun willst, lässt du dich von den Wellen des Atems tragen
- an einen anderen Ort - weit fort von hier... *~ Es geht ganz leicht ~*

▷... Reiseweg *oder gleich* Reiseziel

**Nr. 7 Vario-VEPh für Gruppenleiter und Einzelsitzung**
**Fallen-lassen, Auf-schweben oder Ein-tauchen**

*Entscheide selbst, wie deine Zuhörer (oder du selbst) nach der VEPh ihr Reiseziel erreichen.*

Und nun wird es still... Es gibt nichts zu tun...
Du liegst einfach nur da - und fühlst die Stille und die Erholung...

Versuche nun, genau wahrzunehmen, mit welchen Körperteilen du die Erde berührst... Lege dich ruhig noch ein wenig bequemer hin...
Dann schließe, wenn du möchtest, deine Augen - und lass dich von deiner Unterlage - und der Erde - tragen... Entspanne dich...

Alles was du wahrnimmst, kannst du für deine Entspannung nutzen...
Die Erde unter dir, die Schwerkraft, deinen Atem, meine Stimme,
die leise Musik...
*~ Alles geschieht von selbst - und alles ist schön - so wie es ist ~*

Fühle dich nun in deinen Körper hinein - und beginne bei deinen Füßen...
Löse und entspanne deine Füße - und fühle,
wie schwer und warm sie sind… Lass dir Zeit...

Löse und entspanne deine Beine - auch sie sind schwer und warm... Entspanne dich weiter... Fühle die Schwere und die Wärme deines Beckens, deines Bauches - und deines Rückens...

Fühle die Schwere und Wärme deiner Schultern - und fühle, wie dieses angenehme Gefühl der Entspannung, der Schwere und Wärme in deine Arme und Hände strömt... Löse deine Arme und Hände...
Und die Schwere und die Wärme und die Entspannung strömen weiter durch deinen Körper - durch deinen ganzen Körper...

Und während dein Körper ganz von allein weiter entspannt und das Gefühl der Schwere und der Wärme sich immer weiter in deinem Körper ausbreitet, kannst du beginnen, deine Gelenke zu lösen...

Gib ihnen Raum... Gib auch dir Raum... Raum zum Atmen...
Der Atem kommt und geht - ganz von allein, immer wieder - und ganz sicher...
Und während dein Körper nun ganz von allein weiteratmet -
fällt es dir viel leichter. . .

*Wähle nun selbst den Weg...*

▷... Fallenlassen und abgeben

. . . dich fallenzulassen... Mit dem nächsten - oder dem übernächsten Ausatmen bist du ganz weich und gelöst... Lenke deine ganze Aufmerksamkeit auf das Gefühl des Loslassens - denn in wenigen Augenblicken wirst du dieses Gefühl in deinem ganzen Körper spüren können... Lass dich noch mehr sinken... Lass dich tragen...
Gib ab und lass los - einfach so -
bis du spüren kannst - wie es ist - getragen zu werden...
Du kannst dich jetzt g a n z b e r u h i g t abgeben, denn du **wirst** getragen...
Vertraue der Kraft - die dich trägt... Der großen, warmen Kraft - die dich aufhebt, dich an ferne Orte tragen kann - ganz sicher...

Und vielleicht kannst du schon deutlich spüren, wie die große Kraft dich hält, hebt und trägt... Denn du bist leicht‿und ganz sicher‿erreichst du so einen anderen Ort...

▷ ... Reiseziel

▷... *Leichtigkeit und Aufstieg*

. . . dich zu lösen - vom Hier und Jetzt... Mit dem nächsten oder dem übernächsten Ausatmen wirst du leicht - leichter noch als Luft...
Steige auf, treibe fort - und verlasse - frei und ätherisch - diesen Raum...
Draußen ist es warm - dir ist angenehm warm - du steigst auf - immer höher und höher - und schwebst sicher davon...
So reist du unbestimmte Zeit - frei und friedlich - und genießt die Aussicht - und die Weite um dich herum...

Dann - irgendwann - sinkst du wieder tiefer - und tiefer...
Tauchst ein in eine neue Welt - bis du angekommen bist...

▷ ... Reiseziel

▷... *Tiefe und Eintauchen*

. . . deine Aufmerksamkeit nach innen zu richten...
Hier ist es ganz warm... Hier bist du sicher... Spüre dem Leben in deinem Körper nach... Dem leuchtenden Strömen von Wärme, dem Wiegen und Wogen von Wärme und Licht...
Leuchtende Wellen aus Wärme, Licht und Atem...
Nimmst du Farben - vielleicht auch Formen - hinter deinen geschlossenen Augenlidern wahr?

*~ Je größer deine Aufmerksamkeit, umso tiefer kannst du entspannen ~*

Du kannst jetzt vollkommen entspannen - und eintauchen in deine Bilderwelt...

▷ ... Reiseziel

## Nr. 8 Spezielle Einstimmungen für Sport-Gruppenleiter:

*(Einstimmungen sind den VEPhs vorangestellt)*

### 8.1

Atme ein- bis zweimal bewusst, tief und s e h r langsam ein und aus...
Entspanne...
Suche dir nun, in Gedanken, eine der Übungen des heutigen Tages heraus, welche dir besonders anstrengend erschien - oder welche dir besonders schwerfiel... Stelle dir diese Übung genau vor... Den Ablauf und welche deiner Muskeln dabei besonders zum Einsatz kamen...

Und nun drehen wir den Film neu...
Stelle dir **nun** vor, dass du diese Übung mit Leichtigkeit absolvierst...
So, als hättest du sie schon einige hundert Male gemacht - und so, als gehöre sie zu deinen leichtesten Übungen...
Spüre dem Ablauf, den Bewegungen und deiner Muskelarbeit genau nach - und sieh dir dabei zu... Ein wirklich gutes Gefühl...

▷... VEPh ▷... Reiseweg ▷... Reiseziel

### 8.2

Wir haben fleißig trainiert. Muskeln, Sehnen, Bänder, Herz und Lunge haben gearbeitet... Unser ganzer Körper hat gearbeitet...
Auch unsere Konzentration und ständige Aufmerksamkeit haben uns gefordert...
Wir haben die Übungen in unserem Körper und unserem Bewusstsein aufgenommen - wie ein Tonband Musik aufnehmen kann.
Auch wenn wir die Musik nicht abspielen - so ist sie doch auf dem Band...
Es ist alles da... Und alles bleibt.

Und nun wird es still... Es gibt nichts zu tun... Nichts ist mehr wichtig.
~ *Alles ist schön, so wie es ist* ~
Und wenn du deine Augen schließt, wirst du noch besser sehen können...

▷... VEPh ▷... Reiseweg ▷... Reiseziel

**Nr. 9 Mini-VEPh zum Auflösen von Verspannungen, Blockaden und Schmerzen**

Finde die bequemste Position für dich heraus...
Wenn du Verspannungen, Schmerzen oder Blockaden hast, kannst du dich nun von ihnen lösen...
Vielleicht nur für diesen Moment - oder auch für einige Stunden - oder für immer...
Heilende Wärme strömt in deinen Körper - die du annehmen kannst - während du ruhig ein- und ausatmest...
Atme so, dass du dich beim Ausatmen von **allem** lösen kannst...
Gib ab und lass los - einfach so...
Atme aus... Atme gründlich aus...
Das Ausatmen macht dich leicht...
Wirf alles Beschwerende ab - und steige auf...
Du kannst **alles** abwerfen, was du abwerfen möchtest - mit jedem Meter, den du höher in die Lüfte steigst - und davonfliegst... Frei und glücklich...

▷ ... Reiseziel

**Nr.10 Mini-VEPh für Vorleser und Übungsleiter Atem-Entspannung**

Finde deine bequemste Position und konzentriere dich auf dich selbst...
Atme ein - und spanne deine Muskeln noch einmal an...
Atme aus - und entspanne dich...
Schließe deine Augen, damit du noch besser sehen kannst...

*Du hörst nur noch meine Stimme und die Musik - die ganze Zeit - Du gleitest in eine tiefe Entspannung und bist dennoch wach und aufmerksam...*

Atme Stille ein, bis die Stille dich ganz erfüllt...
Atme sie aus, bis sie dich ganz umgibt...

Löse dich - und lass dich treiben - an einen Ort voll Wärme, Licht und Fantasie...

▷ ... Reiseweg *oder gleich* Reiseziel oder andere Meditation

**Nr. 11 Ausführliche Rückhol-Phase mit suggestivem Schlussteil**

...◁ Reiseziel + Rückreise vorangegangen

Kehre zurück ins Hier und Jetzt... Komm zurück in diesen Raum...
Vielleicht siehst du dich nun hier liegen / sitzen... Siehst deinen Körper
- wundervoll entspannt - hier liegen / sitzen...

~ *So entspannt fühlst du tiefen Frieden, Ruhe und Kraft in dir.*
*Voller Selbstvertrauen bist du nun bereit, deine Möglichkeiten und Talente zu erkennen.*
*Du bist nun bereit, den Aufgaben deines Lebens zu begegnen und Dinge zu verändern - so, dass es dir gutgeht.*
*So, dass es dir immer bessergeht* ~

Atme nun bewusst ein und aus...

Und vielleicht siehst du, wie deine Bauchdecke sich beim
Ein- und Ausatmen hebt und senkt...
Siehst sogar, wie deine Nasenflügel sich beim Einatmen weiten...
Dein Atem holt dich zurück in deinen Körper...
Tauche ein und fülle ihn aus - mit deinem ganzen Bewusstsein...
Tauche auf - an dein Wach-Bewusstsein...

Beginne, deine Hände und Füße zu bewegen...
Jeder neue Atemzug und jede neue Bewegung lassen neue Energie durch
deinen Körper strömen... Kraftvoll und rein...

Bewege auch deine Arme und Beine... Dein Becken und deine Schultern...
Spürbar und sichtbar...

Bewege Bauch und Rücken... Bewege deinen Nacken, deine Stirn,
deine Nase und deine Kiefergelenke... Vielleicht öffnest du deinen Mund
und gähnst... Tu was dir hilft, dich wieder im Hier und Jetzt zurechtzufinden...

Und wenn du nun um dich blickst, dich selbst und deine Umgebung
wieder bewusst wahrnimmst - kannst du spüren, wie gut es dir jetzt geht...

# GEISTREISEN

**Hier geht's lang**

Du sitzt am Steuer deines Wagens und fährst auf der Autobahn.
Du fährst schnell - zu schnell.
Fest umklammern deine Hände das Lenkrad.
Starr und angespannt schaust du auf die Straße - immer geradeaus.
Du darfst die Kontrolle nicht verlieren.
Oft wechselst du die Spuren - doch meistens fährst du links.
Bei jedem Fahrzeug, das du überholst, spürst du den Seitenwind, der an deinem Auto zerrt. Und du hältst dein Lenkrad noch fester umklammert.

Jetzt kannst du die Anspannung auch in deinen Schultern spüren.
Den Blick starr auf die Fahrbahn gerichtet, saust alles an dir vorbei...

-**W**o willst du eigentlich hin?
Geh doch mal vom Gas... Du hast doch Zeit...
Gut - jetzt fährst du etwas langsamer...

Ein Blick in den Rückspiegel - alles in Ordnung...
Du löst dich ein wenig - und bleibst auf der rechten Spur.

Dann schaltest du das Radio ein - und was für ein Zufall!
Genau in diesem Moment spielen sie dein Lieblingslied...
Gut gelaunt singst oder trällerst du mit...

Deine Hände entspannen sich - und du bemerkst,
dass du dein Lenkrad so viel sicherer halten und deinen Wagen
so viel besser steuern kannst - wenn deine Hände entspannter sind...

Was machen deine Schultern?
Löse sie - und **senke** deine Schultern...
Spüre deinen weiten - breiten - entspannten Schultergürtel...
*Schon viel besser...*

Nun hast du Zeit und Ruhe, auf die großen, blauen Hinweisschilder zu achten... Jene, auf denen sonst Städtenamen und Abfahrten stehen...

Das nächste Schild trägt die Aufschrift: „Hier geht's lang".
Du verlangsamst deine Fahrt und blinkst.

Noch 500 Meter - noch 400 Meter - noch 300 - noch 200 - noch 100...
Und du nimmst die Abfahrt...

Die Abfahrt mündet in eine Allee...
Zur Linken und zur Rechten säumen alte, hohe Bäume die Fahrbahn...

Im Schutze der Baumkronen, die sich weit über dir schließen,
setzt du deine Fahrt fort...
Es ist, als führest du durch einen leuchtend-grünen Tunnel...

Endlich hast du Ruhe - die herrliche Landschaft zu genießen...
Langsam rollst du an gelben Rapsfeldern entlang...
An Wiesen, auf denen dicht und weit der rote Mohn blüht...
Blaue Kornblumen schmücken goldene Ährenfelder...
Alles ist möglich - alles ist zur gleichen Zeit möglich…

Du öffnest dein Fenster - und der wunderbare Duft der Natur strömt in den Innenraum deines Wagens - und in deine Nase... Atme **tief** durch...
Riechst du das frisch gemähte Gras auf den Wiesen?
Riechst du das Heu? Atme **tief** durch...
Genieße die Düfte, die Farben - und den warmen Fahrtwind...

Nach einiger Zeit endet die Allee - und du biegst in eine Landstraße ein...
Die Landstraße führt dich - in weichen Kurven - durch einen Wald...
Kiefern, Fichten und Lärchen stehen hoch und still...
Zwischen ihren geraden Stämmen blitzen grüne Fächer des Königsfarns...
Und weit - und leuchtend - liegt ein Teppich weißer Anemonen...

Irgendwann öffnet sich der Wald und die Sonne scheint hell und warm...
Zur Linken und zur Rechten grüne Weiden und Wiesen...
Der Himmel ist strahlend blau - und du rollst gemütlich und entspannt - auf langsamen Wegen...
Während du - unbestimmte Zeit - so ruhig und langsam dahinrollst, entdeckst du - auf einer Wiese - zwei blühende Bäume - dicht beieinander...
Du hältst an - steigst aus - und gehst durch das grüne Gras zu den beiden Bäumen... Es ist warm - die Sonne steht hoch - und zwischen den Bäumen ist es angenehm schattig... Ein herrlicher Platz für eine kleine Pause...

Du lässt dich ins weiche Gras sinken - und atmest **tief** durch...

Was ist das? Was liegt denn hier im Gras?

**-E**in aufgeschlagenes Buch...
Du blickst dich um, doch niemand ist da, dem das Buch gehören könnte...

Entspannt legst du dich ins Gras und beginnst zu lesen... „Seite 115"...
Du blätterst um... Auf der nächsten Seite findest du ein Inhaltsverzeichnis mit Geistreisen...

Du machst es dir noch gemütlicher und überlegst, wohin du reisen möchtest...

## GEISTREISEN

Entspannung Heilung Körpergefühl Reinigung Geborgenheit Inspiration Neuordnung Lebensmut Energie Klarheit Wärme

**Das Gewächshaus**

VEPh

Hast du es dir gemütlich gemacht?
Du kannst dich jetzt lösen - von den Dingen der Arbeit - des Alltags - der Vergangenheit - und der Zukunft...
Du befindest dich in der Gegenwart... Im Jetzt...

Strecke dich lang aus... Schaffe Länge und Weite - Raum und Schwere...
Atme dabei ruhig ein - und aus... Konzentriere dich auf dich selbst...
Du kannst nun entspannen... Vollkommen entspannen...
Deinen Körper - deinen Geist - und deine Gedanken...

Spüre den Atem - wie er kommt - und geht... Immer wieder...
Lege deine Hände auf deinen Bauch - und spüre, wie er sich beim Ein- und Ausatmen hebt - und senkt... Immer wieder...

Atme noch einmal **tief** durch - und lass dich sinken...
Tauche ein - in deine Bilderwelt und sinke noch tiefer...

RZ

Mit bloßen Füßen landest du weich auf dem Grund einer wunderschönen, grünen Wiese...
Sieh dich in Ruhe um - und setze nun die Kraft deiner Fantasie ein...

Ganz in deiner Nähe - zwischen lichtdurchfluteten Bäumen - steht geschützt ein Gewächshaus... Ein großes Gewächshaus...
Vielleicht dauert es einen Augenblick, bis du alles klar erkennen kannst, doch dann - irgendwann - siehst du es ganz deutlich...

Gehe nah heran - es ist dein Gewächshaus...
Schön - geräumig - und solide gebaut...
Ganz leicht kannst du die Tür öffnen... Tritt ein - du bist in deinem Gewächshaus...

Sieh dich um... Du hast hier viel Platz... Vielleicht entdeckst du ein paar Schmetterlinge, die deinen Blick durch das Innere lenken...

Was wächst in deinem Gewächshaus?
Blumen, Gemüse, tropische Pflanzen? Vielleicht kleine Orangenbäume - oder von allem etwas? Du kannst entscheiden - es ist dein Gewächshaus...

Wege führen durch schön angelegte Beete und Rabatten...
Und in guter, nährstoffreicher Erde wächst hier alles reich und üppig...

Wenn du um dich schaust, siehst du, dass alles da ist: ein Temperatur- und Klimaregler - Fenster zum Belüften - ein verzweigtes Bewässerungssystem - und viele nützliche Gerätschaften...

Mache nun einen Rundgang...
Sieh dich genau um - und prüfe, ob alles in Ordnung ist.
Vielleicht war hier lange niemand mehr, und so kann es durchaus sein, dass du einiges richten möchtest...

Lange Zeit waren die Fenster geschlossen...
Öffne sie, um gut durchzulüften...
Spüre die frische Luft - die einströmt - und atme **t i e f**...

Draußen scheint herrlich die Sonne...
Aber du hast den Eindruck, dass das Licht an einigen Stellen etwas gedämpft durch das Glas dringt...
Siehst du den Wasserschlauch und den Schwamm?
Mit ein paar Handgriffen hast du das Glas gereinigt...
Und nun kann das Licht wieder hell ins Innere des Gewächshauses scheinen... Gehe weiter...

Prüfe mit deinen Händen die Feuchtigkeit der Erde...
Ist sie - hier und da - etwas trocken?
Vielleicht haben sich in einigen Teilen der Bewässerungsrohre Blätter und kleine Erdklumpen festgesetzt...
*~ Das kannst du ändern ~*

Siehst du dort den Wasserhahn? Drehe ihn kräftig auf - und vielleicht hörst du es anfangs rumpeln und gurgeln...

Aber dann - mit kräftigem Schwung - spülst du die Leitungen frei - und alle Bewässerungsarme - auch die kleineren, feinen - führen wieder reines, klares Wasser - zu jeder einzelnen Pflanze...

Sieh dir nun die Pflanzen an... Sie sind kräftig und gesund...
Doch auch die Pflanzen wurden längere Zeit nicht richtig gepflegt...
*~ Du kannst etwas tun ~*

Voller Freude und Zuversicht wendest du dich nun den Gewächsen zu...
*~ Du hast so viel Zeit ~*

Entspannt zupfst du vertrocknete Blüten ab - und sammelst ruhig und gelassen herabgefallene Blätter - von der Erde aus den Beeten...
*Lass das Laub einfach auf den Weg fallen -*
*du kannst es später - in aller Ruhe - zusammenfegen*

Genieße die Ruhe - und die freie Zeit, die du hier hast...
*~ Du spürst, wie du aufgehst - bei dem, was du tust ~*

Irgendwann dann sind die Beete sauber... Siehst du den Besen dort stehen?
Nimm ihn dir... *Sein glattes festes Holz liegt gut in deinen Händen*
Fege nun das Laub von den Wegen... Ganz ruhig - und entspannt...
Ein gutes Gefühl, alles in Ordnung zu bringen...
Nach unbestimmter Zeit siehst du dich zufrieden um -
*~ Alles ist in Ordnung ~*

Das Licht strahlt hell durch das Glas - ins Innere...
Die Luft ist frisch und rein...
Alle Leitungen sind frei - und klares Wasser fließt...
Deine Pflanzen stehen kräftig, grün und duftend...

Dann - zum Schluss - regelst du die Temperatur und das Klima...
*Genau richtig für deine Pflanzen und für dich*

Schau dich noch einmal um... Genieße den Anblick - und präge dir alles gut in dein Gedächtnis ein - damit das Gute und Schöne weiter in dir wachsen können...

Verabschiede dich nun - nur für heute - von deinem Gewächshaus...

Gehe hinaus... Beruhigt kannst du nun die Tür schließen - und dich über diesen besonderen Tag freuen...
Draußen blickst du weit um dich...
Warm taucht die Sonne - dich und die Wiese - in goldenes Licht...
Vögel trällern fröhlich in den nahenden Abend...
Tief in dir hast du das gute Gefühl, Ordnung und Klarheit geschaffen zu haben...
Ein lauer Wind fährt dir durchs Haar - und erinnert dich daran, dass es Zeit für die Rückkehr wird... **Tief** atmest du durch - und sagst dir:

[ ~ *Von nun an lasse ich Licht und Gesundheit in mein Leben* ~ ]

RhPh
Gehe nun in die Richtung, aus der du gekommen bist...
*Die Bewegung tut dir gut*
Richte deinen Blick hinauf zum Himmel... Stoße dich mit deinen Füßen sanft von der Wiese ab - und tauche auf - aus deiner Bilderwelt...

Kehre zurück - ins Hier und Jetzt - ganz frisch und klar - mit deiner ganzen Aufmerksamkeit...
Nimm deinen Körper wahr...
Bewege deine Füße - deine Hände - Arme und Beine...
Recke und strecke dich lang aus...
Öffne deinen Mund - und wenn dir danach ist - gähne...
Spürst du, wie herrlich feucht deine Augen nun sind?
Tränen versorgen deine Augen mit Nährstoffen und klären die Sicht...

Wenn du nun entspannt und klar um dich schaust, kannst du spüren, wieviel besser du dich jetzt fühlst...

Entspannung Ruhe Heilung Lebensmut Entdeckung Reinigung
Kreativität Verstehen Inspiration Energie Klarheit Wärme
Geborgenheit Sinnlichkeit Körpergefühl Wandlung Kraft Erkenntnis

## Ich habe Dir immer einen Rosengarten versprochen

VEPh

Entspanne deinen Körper - deinen ganzen Körper - deinen Geist und deine Seele...

~ *Es gibt nichts mehr zu tun und nichts ist mehr wichtig* ~

~ *Alles geschieht von selbst und alles ist gut so wie es ist* ~

Ruhig und gleichmäßig atmest du ein - und aus...

Stell dir vor, um dich herum verschwimmen die Konturen - die Farben verblassen - Wände verschwinden und alles versinkt in einem weichen Nebel...
Wir wollen nun reisen - vielleicht erst ein Stück gemeinsam...
Aktiviere deine Vorstellungskraft - und tauche ein in deine Bilderwelt - bis du angekommen bist...

RZ

Spürst du deine neue Umgebung? Noch liegt Nebel in der Luft - doch erste Sonnenstrahlen klären deine Sicht...

Es ist früh am Morgen.
Du bist in einer Stadt. In irgendeiner großen Stadt.
Häuser, Autos, Menschen. Vielleicht auch Lärm...
Unbeobachtet wanderst du durch die Straßen. Sieh dich um...
Sieh die Häuser - die spärliche Begrünung - die grauen Fassaden - die grellen Werbe-Plakate...

Hart - spürst du das Straßenpflaster unter deinen Füßen.
Menschen huschen an dir vorbei. In den Schaufenstern spiegelt sich die Hektik der Stadt. Ampeln schalten; Autos brummen; du bleibst stehen - gehst weiter - wie jeder von denen, die du nicht kennst‿die dich nicht sehen...

Du könntest dich mitreißen lassen - davontreiben und untertauchen - doch du entscheidest dich anders...

Du löst dich aus dem Strom - und biegst ab - gleich hier - bei der großen Eiche... In eine ruhigere Straße... *Lass den Trubel hinter dir*

Altes Kopfsteinpflaster verlangsamt deinen Schritt...

Sieh dir alles genau an... Die Häuser hier sind schön...
Vielleicht kannst du Stilrichtungen erkennen... *Jugendstil oder Gründerzeit*
Drei, vier Stockwerke... Giebel, Fenster, Vorgärten und Terrassen...
Geranien ranken von den Balkonen... Alte Bäume stehen am Straßenrand...

Aus einem angelehnten Fenster hörst du die leisen Klänge eines Klaviers - an einer Hauswand lehnt ein Fahrrad...
Gehe weiter und betrachte, was du siehst...
Irgendwann dann, am Ende der Straße, kommst du an eine steinerne Brüstung - eine niedrige Mauer - dahinter eine weite Parkanlage...

Von hier oben kannst du den Park gut überblicken... Lass dir Zeit dafür...

Von hohen Arkaden gesäumt - liegt ein wunderschöner Barock-Garten - mit seiner ruhigen, symmetrischen Ordnung vor dir.
Gerade Weg-Achsen - zentrierte Beete - weiße Bänke unter Kastanienbäumen - und glänzende Bassins mit Wasserfontänen…

Dein Blick wandert an Linien entlang, gleitet über Formen, streift Farben...
Und du spürst, dass du hier Ruhe finden wirst...

Zur Linken und zur Rechten - der niedrigen Mauer - führen steinerne Treppen in die Parkanlage... Langsam gehst du die Stufen hinab...
Mit jeder Stufe, die du nimmst, werden die Stimmen der Stadt leiser...
Immer leiser - und leiser... Jetzt - auf der letzten Stufe angelangt - ist es ganz still... Die Stimmen der Stadt sind verstummt...

Behutsam betrittst du den feinen, hellen Kies...
*Ein gutes Gefühl, hier angekommen zu sein*

Wähle nun irgendeine Richtung... *Du hast immer die Wahl*
Genieße nun - in vollen Zügen - deine freie Zeit...

Das Wetter ist herrlich - und die Luft mild und klar... Atme **tief** durch...

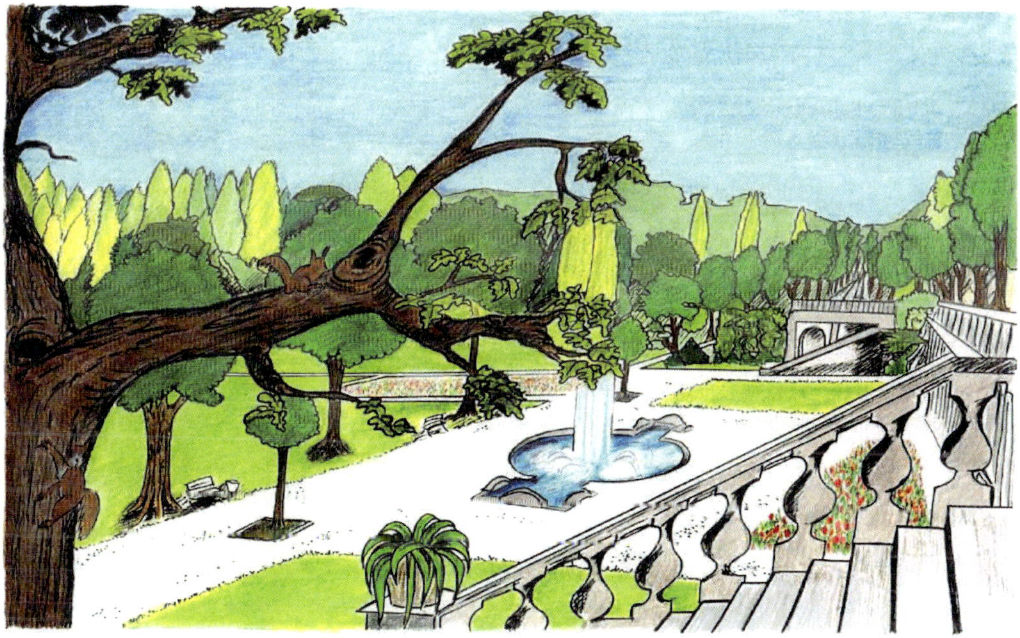

Siehst du die weiten, grünen Rasenflächen? Die heiter-leuchtenden Blumenbeete? Die Sonne scheint warm - und du spazierst entspannt durch den Park...
Gehst auf hellen Wegen... Schlenderst durch schlanke Alleen - flankiert von grünen Palisaden-Hecken - aus sauber gestutzten Weiß-Buchen...

Überall findest du bequeme Ruhebänke - im Schatten der hohen Bäume...
Und wenn du möchtest, kannst du hier ein wenig ruhen...
Vielleicht auch warten - bis all deine Sinne deinen Körper eingeholt haben...

Schließe in deiner Fantasie noch einmal die Augen...
Lehne dich zurück - und lausche der Stille... Leise - ganz leise - kannst du Springbrunnen plätschern hören - hörst winzige Vogelstimmen -
und das feine Rauschen der Baumkronen...

Fröhlich und entspannt - gehst du nach Momenten der Ruhe weiter...
Kaskadene Wassertreppen und quirlige Wasserspiele beleben heiter-plätschernd den Park...

Versteckte, lauschig-grüne Kabinette - von Laubgängen umgeben - erinnern an heiteres Vergnügen vergangener Zeiten...

**Alles** ist **so** schön hier...
Hier und da entdeckst du verspielte Formen des Rokoko - die die kunstvoll-barocke Anordnung wunderbar auflockern...

Nach unbestimmter Zeit hast du das sichere Gefühl, etwas zu suchen...
Etwas ganz besonderes noch nicht entdeckt zu haben...

Und du weißt, in diesem Park wirst du einen Rosengarten finden - so schön und prachtvoll - wie du ihn dir nur vorstellen kannst...
Gehe in Richtung des Rosengartens...

Schon von weitem dringt der Duft der Rosen zu dir - und du folgst dem lockenden Duft...

Schmale Rosenbeete leiten dich auf deinem Weg - Rosen von kühner Gestalt und aufrechtem Wuchs - mit schlanken Blütentrieben - und langen, wunderschön geformten Knospen - die baldige Blütenpracht versprechen - stehen Spalier... Und leise - ganz leise - knirscht der helle Kies unter deinen Füßen... Folge dem Duft - immer weiter...
Ganz nah schon - der lockende Duft scheint deinen ganzen Körper zu rufen - siehst du ihn - den Rosengarten...

Vor deinen Augen öffnet sich ein riesiges, wogendes Rosenmeer...
Weiche Wellen dunkelgrünen Blätterglanzes tragen unzählige Rosenblüten...
Blütenberge in Rein-weiß, Rosenrot, Goldgelb - und tiefem Violett...
Satte, honiggelbe Blütenköpfe leuchten schwer vor dunklem Blättergrün...

Tritt näher - und sieh dir alles genau an...

Ein großzügig-umblühter Rosenbogen heißt dich willkommen...
Langsam trittst du durch das Blütentor...

Atme **tief** - denn jeder Atemzug hier bedeutet reichstes Dufterlebnis...

Langsam folgst du den umrankten Laubengängen - und beginnst zu verstehen: Dies ist nicht nur ein Rosengarten - dies ist ein Schloss - ein blühender Palast unter freiem Himmel...

Sieh dich um - und genieße die romantische Architektur - und die verträumte Anordnung...
Rank- und Kletterhilfen bilden luftige Pavillons - versteckte Séparées - in denen sich der Duft hunderter von Blüten fängt...
Dufträume entstehen...

Miniatur-Rosen - niedlich und klein - vereint zu kostbaren Teppichen...
Leuchtende Stauden - in tiefstem Karminrot - stehen - und buhlen um Aufmerksamkeit...

Zarte Rosengeschöpfe in Pfirsichrosa und Apricot - zu schön, um lange hinzusehen… Und eine jede Pflanze hätte es verdient, dass du bleibst, sie betrachtest - berührst und atmest...

Doch dein Weg führt dich weiter - durch das duftende Labyrinth - hinein in das Herz des Gartens...

Verborgen hinter einer Wildrosenhecke, scheint die Natur unberührt...
Hier wächst urwüchsig ein Rosengarten, in dem allein die Schöpfung ihre wilde Ordnung geschaffen hat... Tauche nun **ganz** ein...

*Was möchtest du nun entdecken? Ein verborgenes Gartenhaus?*
*dann lies auf S. 127 bei den zwei Pfeilen ▶▶ weiter...*
*Oder den „Kuss“ der Rose? Dann lies gleich hier,*
*beim nächsten ▶Pfeil weiter.*

Der Kuss der Rose

▶... und sieh dich um... Reich gefüllte Blüten in Lachsrosa,
Granatrot und sattem Pink... Und jede trägt ihren eigenen Duft...
Manche erfrischen dich - fruchtig und rein...
Andere duften schwer - sinnlich und süß...

Berauschend - betörend - verführend - unwiderstehlich...
Rosen zum Verlieben...

Doch inmitten des Rosendschungels blüht eine Rose nur für dich...
Stolz und freundlich strahlt sie dich von munterer Schönheit an...

Vor kurzem noch fiel warmer Regen - denn funkelnde Wasserperlen schmücken ihre samtigen Blütenblätter...
Aber jetzt, da die Sonne die Blüte der Rose wärmt, entfaltet sie ihren ganzen Duft... *Warm und sanft strömt er dir in die Nase*
Strahlend schön - schaut die Rose zu dir auf...
Und du erahnst ihre wilde Seele...

Langsam neigst du deinen Kopf zu ihrer lockenden Blüte -
und saugst den Duft tief in dich ein - bis er dich ganz erfüllt -
bis du glaubst, ihn für immer in dir tragen zu können...

Du kannst die Rose berühren... *Blüten wie Seidenpapier*
Mit deinen Fingerspitzen sanft über sie streichen...
Mit Nase und Mund berühren...
Bis du spürst, dass du dich hier völlig fallen lassen kannst...

Lass dich ins weiche Gras sinken... Tiefer - und noch tiefer...
Und spüre nach, was gerade mit dir geschah...
Vielleicht siehst du dich nun selbst hier liegen - im weichen Gras - umgeben von ungezähmter Blütenfülle und nostalgischer Blütenpracht...
*Einem viktorianischen Gemälde entliehen*
Und vielleicht nutzt du diesen besonderen Augenblick, um - in deiner Vorstellung - eine Skizze anzufertigen... Zur Erinnerung...

Bleibe ruhig noch eine Weile in deinen Bildern - bis du das Gefühl hast, dass es Zeit für die Rückkehr wird... Lass die Farben verblassen und die Konturen verschwimmen... Schließe - nur in deiner Fantasie - die Augen und tauche auf... Komm zurück... Komm **hierher** zurück...

Und während du hierher zurückkehrst sagst du dir vielleicht:
[ ~ *Ich weiß, dass irgendwo in mir ein Quell der Liebe ist* ~ ]

Bewege deine Hände und Füße - Arme und Beine - dein Becken und deine Schultern...
Und wenn du nun deine Augen wieder öffnest, findest du dich wunderbar erholt‿wieder‿im Hier und Jetzt‿zurecht...

Das Gartenhaus

▶▶... Sieh dich um... Du bist in einem Garten nostalgischer Pracht - und du hast Zeit - viel Zeit...
Auf deinem Spaziergang durch diesen verborgenen Teil der Parks entdeckst du Rosen, längst verschollen geglaubter Sorten - Rosen mit myrrhe-kugligen Blütenköpfen und moosigem Stamm...
Und mit ein wenig Fantasie kannst du dir vielleicht vorstellen, wie sie damals vor über 100 Jahren - jung und klein - gesetzt wurden...
Doch sie blühen und blühen - und ihre porzellan-zarten Blütenblätter sind frisch und zart wie eh und je...

Neben der rauen Eleganz der alten Gartenrosen wachsen - überall - üppige Wildstauden - und du erkundest weiter - diesen verborgenen Ort...
*Alles scheint hier wie in einem Märchen*

Dort, inmitten der sahneweißen Wildstauden - steht ein kleines Gartenhaus... Mit einem leisen Knarren öffnest du die Tür...
Rosenholz-Duft - und warme, trockene Holzdielen unter deinen Füßen...
*...ist das schön hier...!*

Nimm dir Zeit, das kleine Gartenhaus in Ruhe zu erkunden...
Durch das Glas der alten Fensterscheiben fällt helles, weiches Licht...
Vor dem Fenster steht ein Schreibtisch - an der Wand gegenüber - eine Schlaf-Pritsche mit einem Kissen und einer Decke aus weißem Leinen...
Ein runder Tisch mit frischem Obst darauf - und hinter der Tür - ein kleiner Waschtisch mit Spiegel... Alles ist sauber, ordentlich und gemütlich...

Auf dem Schreibtisch entdeckst du ein Tintenfass, eine Feder, einen alten Kalender und...

*Wähle nun selbst, was du noch auf dem Schreibtisch findest...*

- Vielleicht ein Tagebuch - mit deinen allerschönsten Erinnerungen...
- Oder ein Fotoalbum - mit deinen schönsten Erlebnissen...
- Dein allerliebstes Spielzeug aus Kindertagen?
- Oder ganz etwas anderes, etwas, was du schon lange vermisst hast...

Was es auch ist - du kannst es an dich nehmen - und es dir auf der Pritsche gemütlich machen... Berühre, betrachte und betaste genau, was du auf dem Schreibtisch gefunden hast... Jede Einzelheit - und ganz in Ruhe...
Und wenn du möchtest, bleibst du eine Weile in deinen Bildern...

Dann - irgendwann - wird es Zeit für die Rückkehr...

Sieh dich noch einmal um... *~ Alles ist dir so vertraut ~*
Präge dir gut ein, was du eben erlebt hast - und vielleicht weißt du jetzt schon, wann du wieder hier sein wirst...
*Und etwas anderes auf dem Schreibtisch entdeckst*
Lass die Farben verblassen und die Konturen verschwimmen...

Schließe - nur in deiner Fantasie - die Augen...
Atme **tief** - und tauche auf... Komm zurück... Komm **hierher** zurück...

Nimm deinen Körper bewusst wahr... Recke und strecke dich...
Atme bewusst ein und aus...
Und wenn du nun deine Augen wieder öffnest, findest du dich wunderbar erholt‿wieder‿im Hier und Jetzt‿zurecht...

Entspannung Inspiration Ruhe Kraft Lebensmut Wärme Neuordnung
Körpergefühl Erholung Klarheit Heilung Erkenntnis Kraft Entdeckung

## Südsee-Traum

VEPh

Und es wird still... Ruhig und entspannt hast du es dir bequem gemacht...
Wunderbar bequem... Tief atmest du ein - und aus - um dich von letzten Spannungen zu lösen... All deine Muskeln sind weich und entspannt...
Um dich herum - und in dir - ist es still - ganz still...
Gedanken werden leiser, verblassen, verwehen - mit dem Ausatmen - ganz still...

~ *Wärme legt sich wie eine schützende Decke um deine Schultern - Gelassenheit schiebt sich wie ein Luftkissen unter deinen Kopf - und Harmonie strömt durch deinen ganzen Körper - vom Scheitel bis zu deinen Zehenspitzen* ~

Wir wollen nun reisen - an einen anderen Ort…
Ein Ort voll Wärme, Meer und Sonnenschein…

RW

Heute kannst du dich abholen lassen... Heute bringt dich ein Reisewölkchen an dein Ziel... Rufe dein Wölkchen - du brauchst nur daran zu denken...
Vielleicht dauert es einen Moment, bis dein Wölkchen erscheint - bis du dir eine Vorstellung von seiner Größe, Form und Farbe gemacht hast...
Aber dann kannst du es sehen - und es kommt immer näher - bis es ganz nah bei dir ist...
Weich und locker schiebt sich das Wölkchen behutsam unter dich...

Du kannst es dir nun noch bequemer machen...
Kuschel dich auf dein Wölkchen - so wie es dir gefällt...

Leicht und federnd wippt dein Wölkchen auf und ab - ganz leicht - und die Reise kann beginnen... Frei und ätherisch verlasst ihr diesen Raum...
Flockig und warm schwebt dein Wölkchen mit dir immer höher - und trägt dich sicher fort...

Du kannst nun alles von oben betrachten... Schaust von deinem Wölkchen auf die Häuser und Straßen - klitzeklein - winzig der Ort deines Alltags... Und du weißt: ~ *Es gibt noch mehr - noch so viel mehr* ~

Dann blickst du hinunter auf die Welt - und alles ist weit - weit - weit entfernt... Vielleicht empfindest du, besonders jetzt, das vertraute Gefühl von Geborgenheit, weil dich die warme Sonne - hier oben - noch mehr entspannt... Und lässt - mit einem tiefen Seufzer - wirklich alles hinter dir...

Ein leichter Wind weht - und bringt dich und deine Wolke gut voran...
Wohin die Reise wohl geht?

Irgendwann dann, nach unbestimmter Zeit, beginnt dein Wölkchen zu sinken... Ganz langsam... Immer tiefer und tiefer...
Neugierig schaust du über seinen flauschigen Rand...
Ein endlos blauer Himmel umgibt dich... Überall nur weites Blau...
Doch deutlich spürst du, dass du immer tiefer sinkst...

Irgendwann - nach unbestimmter Zeit des Sinkens - erblickst du unter dir einen riesigen Ozean... Die Südsee in ihren schönsten Blautönen...

Dunkles Blau dort, wo das Meer tief ist - helleres Blau, wo es flacher ist...
Dann entdeckst du - direkt unter dir - eine Inselgruppe...
Bunte Farbtupfer im weiten Blau des Ozeans... Umgeben sind die Inseln von flachem, türkisblauem Wasser und goldenen Sandbänken...
*Lenke das Wölkchen nun mit deinen Gedanken*

Du sinkst etwas tiefer, um noch besser zu sehen...
Farbenprächtige Korallengärten leuchten unter der Wasseroberfläche...
Schwärme bunter Fische glitzern wie schwimmende Edelsteine...
Langsam schwebst du über den Inseln - immer tiefer...

Die Herzen der Inseln bilden grüne Inselkerne mit vielen Bäumen und tropischen Pflanzen... Eine jede der Inseln ein kleines Paradies für sich... Farbenpracht und Artenreichtum... Weiß-goldene Sandstrände und verträumte Buchten... Suche dir nun die für dich schönste Insel aus... Sinke noch tiefer... Immer tiefer... Und du weißt, wenn du hier mit deinem Wölkchen auf der Insel landest - hast du frei...

Unter dir das seichte, lichtblaue Wasser - Palmen - und ein herrlicher Strand...
Wenn du deine Wahl getroffen hast, lässt du dein Wölkchen noch tiefer sinken - bis du deine Füße in den warmen Sand setzen kannst...
Steige von deinem Wölkchen - es wartet hier auf dich...

Endlich bist du hier - und hast nun Zeit - freie Zeit - nur für dich...
Ein warmer, sonniger Tag - wie jeder Tag - auf deiner Insel...
Schau dich erst mal in Ruhe um - und begrüße deine Insel...
Deine Ruheinsel...
Langsam nimmst du die Umgebung wahr... Kannst sie erkunden - hast Zeit, dir alles in Ruhe anzusehen - und alles Gute und Schöne in dir aufzunehmen...

Siehst du den grünen Inselkern, mit seiner wilden Pflanzenpracht?
Mit seinen tropischen Früchten und duftenden, exotischen Blumen?
Siehst du das Weißgold des Sandes, das Blau des Himmels und das nahe, kristallblaue Meer? Ganz ruhig liegt es da... *So ruhig wie du*

Und hörst du das leise Rauschen der Brandung?
Samtweiche Luft trägt den Duft des klaren, salzigen Wassers in deine Nase...
Herrliche Luft... Atme **tief**...

Über dir die strahlende Sonne... Spürst du ihre Wärme?
Du kannst deine bloßen Füße in den warmen, weichen Sand graben...
Spürst du, wie die Wärme durch deine Füße in deinen ganzen Körper strömt?
Lass dir Zeit - und genieße deinen freien Tag...

Der Sand an deinen Füßen ist warm - **sehr** warm... Direkt am Strand stehen Palmen - und ihre großen Wedel werfen Schatten in den Sand...
Sicher ist der Sand dort etwas kühler... Also gehst du zu den Palmen...
*Du gehst nun unter Palmen* Der Sand massiert bei jedem Schritt deine Fußsohlen - und jeder deiner Schritte hinterlässt eine Spur...
Siehst du deine Spuren im Sand?

Du fühlst dich wohl - und atmest erneut **tief** durch...
Atme die frische, salzige Luft des Meeres ein...
Alles ist so leicht - und wunderschön auf deiner Insel...

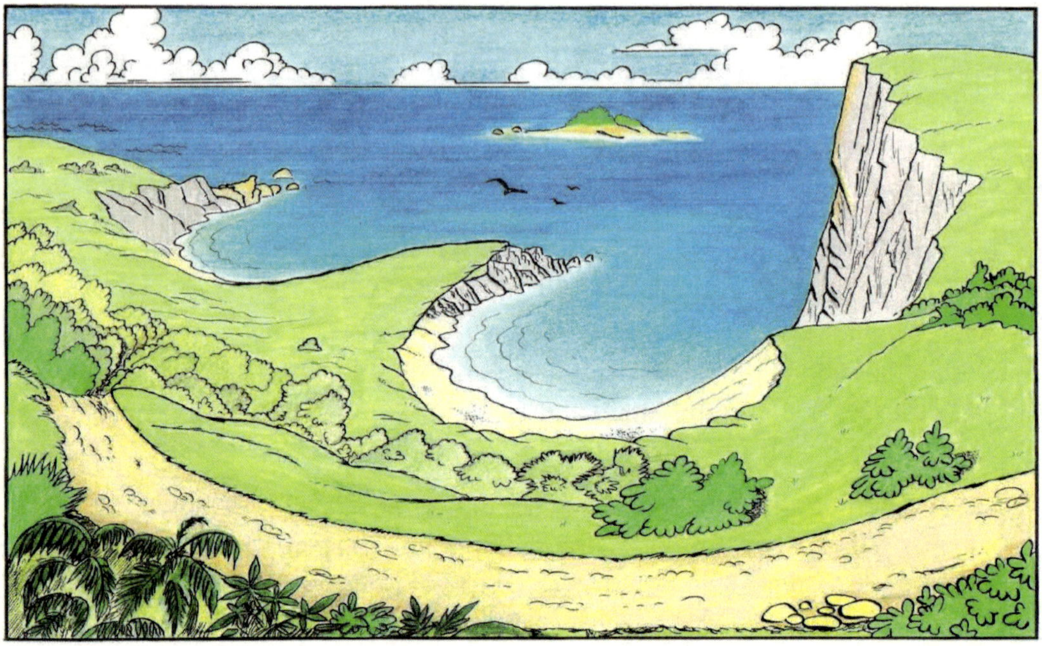

Nun gehst du dicht am Wasser entlang... Der Sand ist feucht und fester...
Du gehst - unbestimmte Zeit - immer weiter und weiter...

Wenn du über das Wasser schaust, kannst du eine der Nachbarinseln sehen... Wie ein grüner Berg auf weiß-goldenem Grund erhebt sie sich aus dem Blau des Meeres...
Genieße die Farben...
Genieße die Düfte - und das leise Rauschen der Wellen...
Genieße deine freie Zeit - und die Ruhe - und die Wärme - und die Weite...

In jedem Ding hier, ob Stein, Blatt, Sandkorn oder Wassertropfen, findest du Frieden und Verständnis...

*Jetzt kannst du entscheiden:*

*Möchtest du dich auf dem Wasser treiben lassen?*
*Dann lies gleich hier beim nächsten Pfeil ▶ weiter...*
*Oder lieber unter Palmen träumen?*
*Dann lies auf S. 135 bei den zwei Pfeilen ▶▶ weiter...*

Das Floß

▶... Weiter vorn, in der seichten Brandung, entdeckst du etwas...
Ein Stück Holz? Ein Boot? Du bist neugierig - und näherst dich deinem Fund... Es ist ein Floß - aus kräftigem Bambus gebunden - schwimmt es im flachen Wasser... Befestigt ist das Floß - mit einem dicken Tau - an einem starken Pflock - im Sand... Geduldig liegt es auf dem Wasser - liegt einfach nur da und wartet, dass du zu ihm kommst...

Langsam gehst du durch das flache Wasser zu dem Floß...
*Warm und klar umspült das Wasser deine Füße, deine Waden und Knie*
Du bist da - und legst deine Hände auf das Floß - streichst darüber...
Spürst du den sonnenwarmen und glatten Bambus?

Ein wenig schaukelt das Floß über den kleinen Wellen der Brandung...
~ *Und du bist ganz ruhig* ~

Setze dich ruhig auf das Floß... Spürst du, wie sicher es dich trägt?
Du kannst dich nun entspannt ausstrecken - und dich tragen lassen...
Fühlst du die warme Sonne auf deiner Haut?
~ *Du spürst, dass die Wärme der Sonne - dich hier auf dem Wasser - noch mehr entspannt* ~ Und du atmest **tief** durch...

Und vielleicht lässt du mit einem tiefen Seufzer erleichtert alles los...
Das Tau ist lang genug, dass du mit dem Floß ein gutes Stück hinaustreiben kannst...
~ *Du bist ganz sicher - bist ganz ruhig - und fühlst dich wohl - auf dem Floß* ~

Lass dich treiben - und genieße den Augenblick...
Über dir der blaue Himmel - dein Blick geht in die Ferne - und weit oben ziehen träge ein paar weiße Wolken vorüber...

Folge den Wolken mit deinem Blick - g a n z  l a n g s a m...
Folge den Wolken. Vielleicht kannst du spüren, **wie** leicht so eine Wolke ist...

Dein Blick gleitet höher... Weit über den Wolken entdeckst du einen Vogel...
Folge dem Vogel mit deinem Blick... Hoch oben zieht er seine Kreise
und hält Ausschau... Folge dem Vogel...
Vielleicht kannst du spüren, **wie** frei so ein Vogel ist...

Dein Blick geht weiter… **Viel** weiter… Weit über dem Vogel entdeckst du einen Planeten... Dein Blick geht weiter‿immer weiter‿entferntere Planeten kannst du jetzt erkennen... Folge den Planeten - und tauche ein - in das Universum...

**-D**ann siehst du wieder den Vogel... Noch immer kreist er hoch am Himmel...
Du siehst die Wolken - noch immer hell und träge dahinziehend...
Und du spürst **dich** wieder auf dem Floß...
*Unter den Bambus-Bohlen schwippt und schwappt das Wasser*

Weiche, runde Wellen heben und senken das Floß - immer wieder -
auf und ab... Wellen kommen und gehen...
So wie dein Atem kommt und geht - dich hebt und senkt...

Es ist warm - sehr warm - und wenn du möchtest, lässt du deine Hand ins Wasser gleiten... Spürst du die Frische?
Vielleicht drehst du dich - nur in deiner Fantasie - auf den Bauch - und siehst das Funkeln der Sonne auf der Wasseroberfläche...

Dann blickst du tiefer...
*~ Und durch das reine Wasser kannst du den Grund ganz klar erkennen ~*

Langsam treibt das Floß zurück - Richtung Strand...

Das Wasser ist nun ganz flach - und plötzlich spürst du, wie das Floß im Sand zum Stehen kommt. Du steigst vom Floß - und warmes Wasser umspült wieder deine Füße... Erholt und erfrischt gehst du an den Strand.

Das Licht hat sich verändert...
Es ist so still hier - so u n e n d l i c h friedlich...
Goldene Sonnenglut liegt auf dem Wasser...

Neben dem salzigen Meeresduft liegt ein Hauch von reifen Orangen in der Luft... Und du spürst: du gehörst zu dieser Insel -
wie das Meer, der Sand, die Luft und die Sonne...
*Vielleicht machst du in deiner Fantasie ein Erinnerungsfoto*

Und vielleicht spürst du den Wunsch in dir, dies alles hier mit nach Hause nehmen zu können... Das kannst du...
*In deinen Träumen - oder jedesmal, wenn du dieses Buch öffnest*

Mit dieser Gewissheit kannst du dich beruhigt auf die Rückreise machen...
RhPh
Rufe dein Reisewölkchen... Du brauchst nur daran zu denken...
**-U**nd da ist es schon... Steige auf - und mache es dir bequem...
Wunderbar erholt sinkst du in die flauschige Wärme deiner Wolke...
Dein Wölkchen bringt dich zurück ins Hier und Jetzt - bringt dich zurück in diesen Raum...
Atme tief und bewusst ein und aus...
Dein Atem holt dich zurück in deinen Körper - den du nun ausfüllst - ganz bewusst - und mit deiner ganzen Aufmerksamkeit...
Bewege deine Hände und Füße... Recke dich - und vielleicht gähnst du sogar... Spürst du, wie wunderbar erholt du nun bist?

Die Hängematte
▶▶ ...Dann, irgendwann, kommst du an eine kleine Landzunge...
Zwei schöne Palmen stehen darauf - ganz nah am Wasser… Ihre Stämme neigen sich in weichem Bogen zueinander - und ihre buschigen Palmenwedel schenken schützenden Schatten...

Zwischen den starken Stämmen der Palmen - ist sicher - eine gemütliche Hängematte befestigt... *Sie schaukelt ein wenig im warmen Wind*

Bleibe hier - entspanne... Vielleicht brauchst du diese Pause, bis deine Seele deinen Körper eingeholt hat? Vielleicht wolltest du schon immer wissen, wie es ist, in einer Hängematte zu liegen?
Nun kannst du es tun... Lege dich ruhig hinein - und genieße deine Pause...
*Ahh... das ist **so** entspannend*

Sachte schaukelt die Hängematte hin und her - hin und her...
Genieße das Schaukeln der Hängematte... Genieße die Wellen, die warme reine Luft - und die tiefe Entspannung, die du jetzt empfindest...
Wenn du möchtest, schließt du - [nur in deiner Fantasie] - deine Augen...

Du hast nun Zeit, bei dir anzukommen...
*~ Du spürst deinen Kopf - deinen Geist ganz klar ~*
*~ Du spürst dein Herz - deine Liebe ganz innig ~*
*~ Du spürst deinen Bauch - deine Gefühle ganz tief ~*
Alles vereint sich... Alles wird eins... Du kannst jetzt ganz bei dir sein...

Und wenn du möchtest, sinkst du jetzt in einen - [ kurzen ] - erholsamen Schlaf... Die Hängematte schaukelt - gleichmäßig, träge und ruhig...

Nach unbestimmter Zeit öffnest du - [nur in deiner Fantasie] - die Augen...
Sieh an den Horizont... Dort, wo das Blau des Himmels auf das Blau des Wassers trifft...
Himmel und Wasser verschwimmen - werden eins *Nur blau - ein Blau*

Und nun schau an das Ufer - dort wo das Meer in kleinen, trägen Wellen an den Strand rollt...
*~ Die Wellen sind so ruhig ~*
Kleine Wellen kommen - und gehen... Wie der Atem kommt - und geht...
Wasser kommt - und zieht sich wieder zurück... Immer wieder...
So wie der Atem... Immer wieder...

Still sind so die Stunden vergangen...
Das Blau des Meeres scheint dir nun noch blauer...
Das leise Rauschen der Brandung dringt noch deutlicher an dein Ohr...
Und der Wind trägt den salzigen Geruch des Meeres in deine Nase...

Alles ist jetzt ganz deutlich... Du steigst aus der Hängematte, setzt deine Füße in den warmen, weichen Sand und atmest **tief** durch...
RhPh
Sieh dich um - noch bist du auf deiner Südsee-Insel...
Präge dir alles gut ein... Die Farben - die Geräusche - die Düfte - und das gute Gefühl...

Tief in dir spürst du, dass du genauso zu dieser Insel gehörst wie das Meer, der Sand, die Luft und die Sonne...
Verabschiede dich - nur für heute - denn langsam wird es Zeit für die Rückkehr... ~ *Nimm die Ruhe - und den Frieden in dir - mit in deinen Alltag* ~

Rufe nun in Gedanken dein Reisewölkchen...
**-Und** da kommt es schon... Steige auf - und mache es dir bequem...
Wunderbar erholt sinkst du in die flauschige Wärme deiner Wolke...

Nach unbestimmter Zeit der Heimreise findest du dich wieder - im Hier und Jetzt... Dein Wölkchen hat dich sicher zurückgebracht - in diesen Raum - in deinen Körper - an dein Bewusstsein...
~ *Du bist hellwach und herrlich erfrischt* ~

Bewege deine Hände und Füße - deine Arme und Beine...
Recke und strecke dich...
Und spüre - die wunderbare Veränderung in dir...

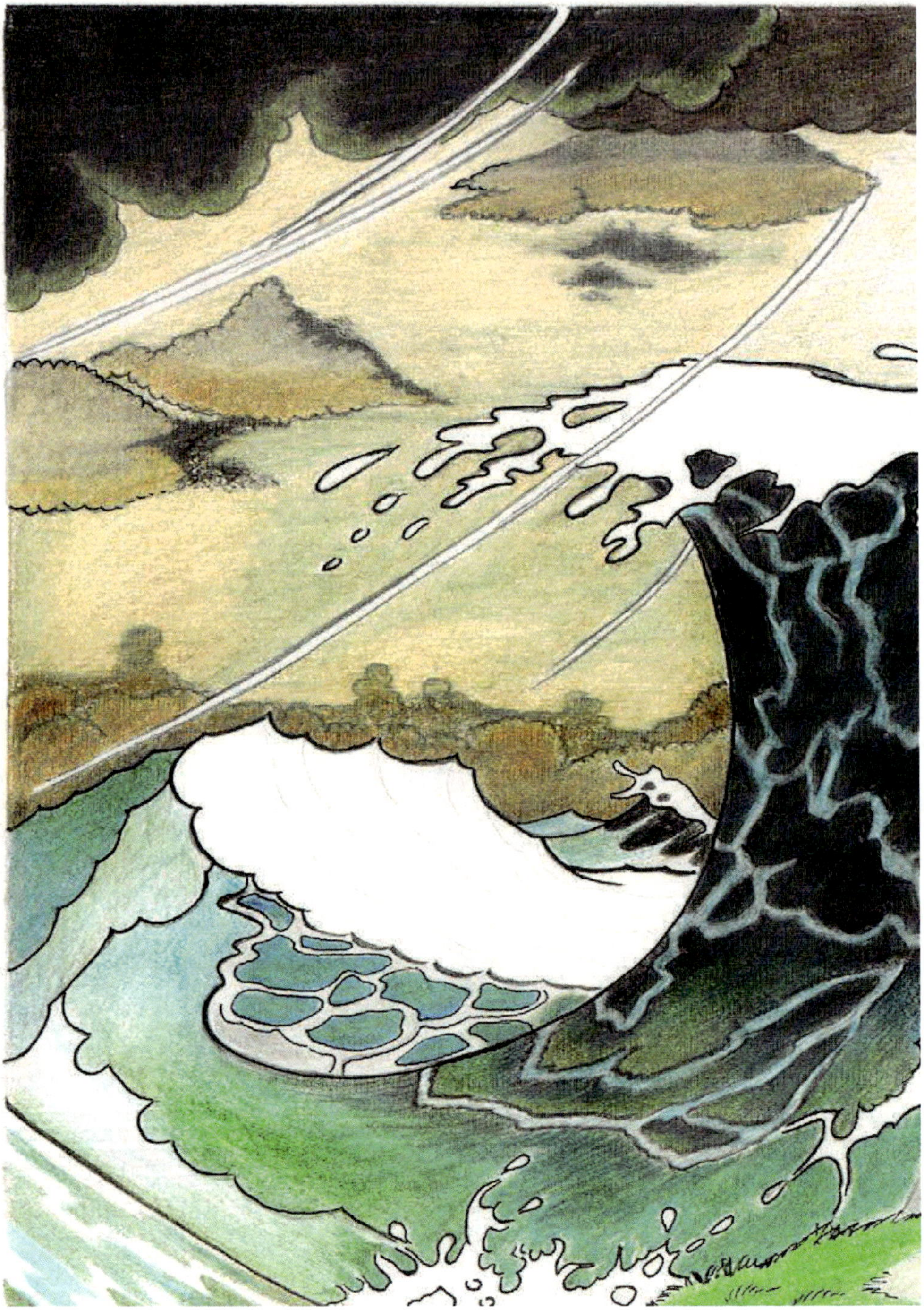

Entspannung **Reinigung** Wandlung **Lebensmut** Heilung **Kraft**
Wärme **Befreiung** Körpergefühl **Energie** Klarheit **Verzeihen**

## Nach dem Sturm

VEPh

Mache es dir bequem - und konzentriere dich auf dich selbst...
*Vielleicht hast du in der Vergangenheit schwierige Zeiten durchgemacht*

Lehne dich zurück und atme einige Male tief - und bewusst langsam - ein und aus... Spürst du, wie dein Atemfluss sich reguliert?

Wir wollen nun reisen... Vielleicht erst ein Stück gemeinsam...

RW

Lenke deine Konzentration auf dein Innerstes...
Hier ist es ganz warm - hier bist du ganz sicher...
Spüre dem Leben in deinem Inneren nach... Dem Kommen und Gehen...
Dem Auf und Ab des Atems... Dem Wiegen und Wogen von Wärme, Licht und Atem... Wellen aus Wärme, Licht und Atem...

Lass dich von diesen Wellen tragen - lass dich an einen anderen Ort tragen - vielleicht in einer anderen Zeit...

RZ

Die Wellen deines Atems tragen dich - an einen Strand - irgendwo - irgendein Strand am Meer…

Es ist ein stürmischer Tag. Das Meer ist grau und aufgewühlt.
Siehst du die weißen Schaumkronen? Die wilden Wellen?
Der Wind fegt über das Wasser, lässt weiße Gischt aufspritzen, treibt die Wellen an den Strand. Du musst ausweichen, über kleine Wellen springen, damit deine Füße trocken bleiben…
Und der Wind jagt Wolken vor sich her... Groß - grau und regenschwer - ziehen sie über dich hinweg…

Kannst du spüren, wie der Wind an deinen Kleidern zerrt? Du hüllst dich tiefer in deine dicke Jacke, lehnst dich gegen den Wind - und gehst - immer weiter. Gehst immer weiter am Strand entlang…

Siehst du dort die Steilküste?
Große Felsen und hohe Klippen ragen steil aus dem Wasser...
**-T**osend wirft das Wasser sich mit ganzer Kraft dagegen.

Wellen stürzen sich auf die Felsen, als würden sie versuchen, an ihnen empor zu klettern - und fallen dann wieder ins Meer zurück - um es wieder und immer wieder zu versuchen…

Du atmest **tief** - und der Wind fährt dir durchs Haar...

**-K**räftige Böen bremsen dich - um dir dann wieder Schwung zu geben…
Du öffnest deinen Mund, lachst und atmest tief - und spürst es ganz deutlich: du bist Teil dieser Kraft...

Feiner Nebel sprüht dir ins Gesicht, salzige Tropfen benetzen deine Lippen - und du weißt nicht, ob das Wasser aus dem Meer oder vom Himmel kommt...

Dann, irgendwann, siehst du zwischen den steil aufragenden Hängen eine Treppe, die hoch zur Steilküste führt… Gehe zu dieser Treppe - durch den Sand… Gehe ganz nah heran…

Betrachte die Treppe nun genau… Fühle das starke Holz, aus dem das Geländer und die Stufen gemacht sind...
Klopfe auf das Holz - und du kannst am Klang hören, **wie** stark es ist.

Das Holz ist glatt und sauber - von Wind und Salz gebleicht und poliert.
Du bist froh, dass die Treppe so solide gebaut ist...
*Der Wind nimmt ab*

Du beschließt, die Treppe hinaufzusteigen.
Stufe für Stufe - Schritt für Schritt - gehst du die Treppe empor...
*Und der Wind legt sich*

Du bist dir sicher, dass es mit jedem weiteren Schritt immer weiter hinauf geht - nur aufwärts gehen **kann**, denn du hast beschlossen, in diesem Augenblick genau das Richtige für dich zu tun...
*Und die Sonne bahnt sich ihren Weg durch die Wolken*

Dann, irgendwann, bist du oben angekommen.
Die Sonne scheint hell und warm - und der Himmel ist strahlend blau.
Ein herrlich lauer Meereswind weht dir um die Nase... Atme **tief**...

Weit siehst du über das Meer... Ruhig und glatt liegt es da...
*Wie ein riesiger, friedlicher Spiegel*
Und auch deine Gedanken glätten sich... Du bist ganz ruhig - schaust in die Ferne - und ein Gefühl von Freiheit und Frieden durchströmt dein ganzes Sein... Der Sturm ist vorüber... ~ *Es ist ganz friedlich* ~ Überall...

Du kannst nun die vertraute Treppe zum Strand wieder hinuntergehen...
Stufe für Stufe - ganz sicher - und vertraut... Schritt für Schritt...
Unten, im weichen Sand, gehst du - ruhig und entspannt –
direkt zum Wasser - schaust auf das weite Meer hinaus - und sagst dir:

[ ~ *Ich bin nun bereit, mich den Herausforderungen meines Lebens zu stellen und Dinge zu verändern - so, dass sie mir gut tun* ~ ]

▷... *zur RhPh - oder weiterlesen...*

Ganz nah stehst du am Ufer...
Siehst du deine Spuren - im feuchten, glatten Sand?
Siehst du deinen Fußabdruck - im feinen, glatten, feuchten Sand?
Klar und deutlich kannst du den Umriss deines Fußabdruckes - und jedes einzelnen Zehs erkennen... *Leise rauscht die Brandung*
Klares, salziges Wasser rollt in seichten Wogen an den Strand -
und flache Wellen schwemmen über den Sand hinweg...
-**E**ine Welle überschwemmt deinen Fußabdruck - und deine Spur verwischt.
Eine zweite Welle glättet den Sand völlig... *Verschwunden*

Du kannst deine Hände in den glatten Sand drücken.
Sieh genau hin... Der Sand ist so fein, dass du sogar die Linien deiner Handinnenflächen erkennen kannst... Wieder kommt eine Welle und verwischt deine Spuren... Eine zweite tilgt sie ganz...

Du kannst es immer wieder tun. Immer neue Fuß- und Handspuren in den Sand drücken. Und immer wieder kommen Wellen - glätten den Sand - und lassen deine Spuren verschwinden... Sooft du willst...

Du kannst auch in den nassen Sand schreiben…
Mit einem Stock - oder auch mit deinem Finger…
- Sieh auf den feinen, glatten, feuchten Sand -
Wie wäre es, wenn du jetzt eine starke, für dich belastende Emotion in den Sand schreibst? Vielleicht das Wort WUT, vielleicht EIFERSUCHT, ANGST oder ein anderes Wort?

Schreibe es jetzt, in deiner Fantasie, deutlich in den Sand...
*~ Ein **gutes** Gefühl, genau das Richtige zu tun ~*

Und schon beim Schreiben bist du dir sicher, dass eine Welle kommen wird - und das Wort auslöscht. *Schreibe es ruhig noch einmal*
Doch schon beim Schreiben kommt wieder eine Welle - und glättet erneut den Sand… Vielleicht tust du das noch einige Male, bis du erkennst, dass das Wort immer wieder verschwinden wird…

Du kannst dir - mit deiner Fantasie - vorstellen, einzig mit den Augen zu schreiben… Ohne den Sand zu berühren…
- Sieh einfach nur auf den Sand -

Schreibe nun mit deinen Augen das Wort L I E B E in den Sand...
Das Wort LIEBE bleibt... Auch wenn Wellen kommen und gehen –
und den Sand glätten... LIEBE bleibt...

Es weht‿ein leichter Wind‿streicht dir erfrischend über das Gesicht...
Du atmest **tief**... Und der Wind verbindet sich mit deinem Atem...
Träge rollen kleine Wellen in den Sand - und zurück ins Meer...
Wellen kommen und gehen - immer wieder - wie dein Atem...
Und du verbindest dich mit dem Meer - bist eins -
mit dem Wind und dem Meer...

▷...RhPh
Glutrot schwimmt die Sonne am Horizont - bereit für ihr abendliches Bad im Meer... Langsam wird es Zeit, dich von diesem Ort zu verabschieden. Sieh dich noch einmal genau um - und präge dir gut ein, was du jetzt siehst, hörst, riechst und fühlst...

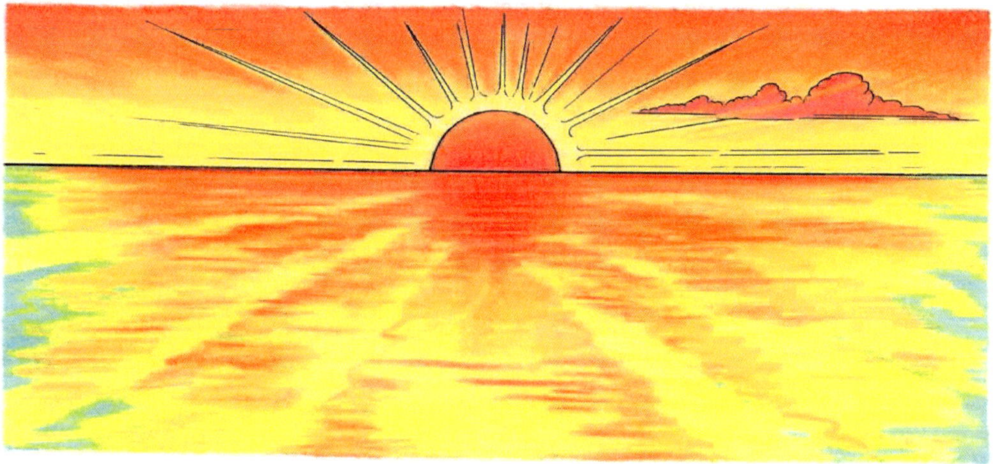

Vielleicht nimmst du etwas mit... *Erkenntnis und Erneuerung*
Oder du lässt etwas hier - als Pfand - um ganz sicher zurückzukehren...
Tu das, was du jetzt tun möchtest...
Vielleicht atmest du tief - und breitest deine Arme im lauen Meereswind aus - wirst leicht, lässt dich heben und tragen...
Und während du nun alles von oben siehst, sagst du dir vielleicht:

[ ~ *Ich beginne bei **mir**, die Welt zu verändern* ~ ]

Und du fühlst die Wellen deines Atems - spürst **die** Welle, die dich trägt, zurückführt durch Raum und Zeit - bis du wieder hier bist - mit deiner ganzen Aufmerksamkeit... Herrlich frisch, erleichtert und sehr ruhig…

Bewege Hände und Füße, recke und strecke dich…
Spürst du, wie gut du dich nun fühlst?

*Die großgeschriebenen Schlüsselworte sind variabel. Sie können zuvor vereinbart werden, intuitiv vom Erzähler gewahlt oder bei direkter Mitsprache des Zuhörers von ihm bestimmt werden.*

| | | | |
|---|---|---|---|
| Bsp.: | UNRUHE | wird zu | RUHE |
| | STREIT | wird zu | VERSÖHNUNG |
| | WUT | wird zu | GELASSENHEIT |
| | ANGST | wird zu | VERTRAUEN |

Ich sehe
Die Seele als Potenzial
Den Geist als Prozess
Den Körper als Ausdrucksmöglichkeit -
als untrennbaren Verbund

**Koerper und Geist und Seele**

**Koerper Geist Seele**

**Koerpergeistseele**

**Seelekoerpergeist**

**Geistkoerperseele**

**R E P R O K L E I S T E G E S E**

**Spiegel See Protek**

Entspannung Wandlung Heilung Einsicht Lebensmut Inspiration
Kraft Entwicklung Ruhe Klarheit Entdeckung Reinigung
Körpergefühl Geborgenheit Energie Wärme Erkenntnis

## Die Seele des Waldes

VEPh

Und nun wird es still... Es gibt nichts zu tun...
Du sitzt oder liegst einfach nur da - und fühlst die Stille und die Erholung...

Atme **tief** ein - und spanne all deine Muskeln noch einmal an...
Mache dich lang, beuge und strecke deine Arme...
Und atme dann aus - um völlig entspannt loszulassen...

*~ Öffne deine Sinne für alles Neue und Inspirierende ~*

Wir wollen reisen - an einen anderen Ort - weit fort von hier...
Ein Ort, an dem du Ruhe und Kraft tanken wirst...

RW

Heute kannst du dir helfen lassen...
Jeder Mensch hat ein Traumtier, das ihn beschützt und behütet - dem er sich nahe fühlt. Dein Traumtier ähnelt deinen tiefen Instinkten.
Vielleicht kennst du es schon - vielleicht noch nicht...

Rufe dein Traumtier - mit jedem Atemzug, mit jedem Gedanken daran, kommt es näher und näher... Atme ruhig ein und aus...

Vielleicht nähert es sich dir langsam - erst als kleiner Punkt - und kommt dann immer näher... Vielleicht taucht es aus dem Nebel auf - erst schemenhaft - dann immer deutlicher...
Dein Traumtier ist groß genug, um dich auf seinem Rücken zu tragen...

Wie sieht dein Traumtier aus?
Ist es ein fliegendes Pferd - ein wunderschöner Löwe - ein zahmer Drache - oder ganz etwas anderes?
Es ist dein Traumtier - nur du weißt, wie es aussieht...

-**U**nd jetzt möchtest du reisen - mit deinem Traumtier...
Es ist da - und bittet dich aufzusteigen...

Also setzt du dich auf den breiten, warmen Rücken deines Reisebegleiters - und machst es dir bequem...

Voller Vertrauen hältst du dich an ihm fest...
Dein Traumtier schwingt sich mit dir in die Lüfte - und es macht Spaß, so durch die Lüfte zu fliegen... Du bist ein bisschen stolz - und lächelst...
*~ Du fühlst dich ganz sicher ~*

Die Häuser und Straßen - unter euch - werden kleiner und kleiner...
Bald siehst du nur noch Wiesen, Wälder, Seen und Flüsse...

Ihr steigt höher und höher - fliegt durch die Wolken hindurch - fliegt nun **über** den Wolken...
Der Wolkenteppich scheint endlos‿hell‿scheint hier die Sonne...
Und du genießt die Weite - und die Freiheit... *So sehr*

Nach unbestimmter Zeit der Reise löst sich die Wolkendecke auf...
Ein Wald und eine Wiese kommen in Sicht... Die Wiese ist ein guter Platz zum Landen... Und so fliegt ihr tiefer und tiefer - bis ihr den Boden berührt - und landet.

Du steigst von deinem Traumtier - und bist angekommen...
Dein Traumtier zieht sich für ein Nickerchen zurück - und wird dich - wann und wo immer du möchtest - wieder abholen...
RZ
Sieh dich um - du befindest dich auf einer herrlich-grünen Sommerwiese in der Nähe eines Waldes... Das Gras ist weich und warm... Ein schöner Tag...
Die Spätsommer-Sonne scheint warm - und du hast große Lust, im nahen Wald spazieren zu gehen...
Zwischen lichten Bäumen - ein heller Waldweg... Du freust dich auf die gute Luft hier im Wald... Weiches, warmes Licht fällt auf dich und den Weg...
Schau mal nach oben - durch leuchtend grüne Baumkronen scheint die Sonne... Links und rechts Bäume - und ihre schützenden Kronen treffen sich weit über dir...

**Tief** atmest du durch... Endlich hast du frei - und der Tag gehört dir...
Entspannt wanderst du weiter - auf dem weich federnden Waldweg...

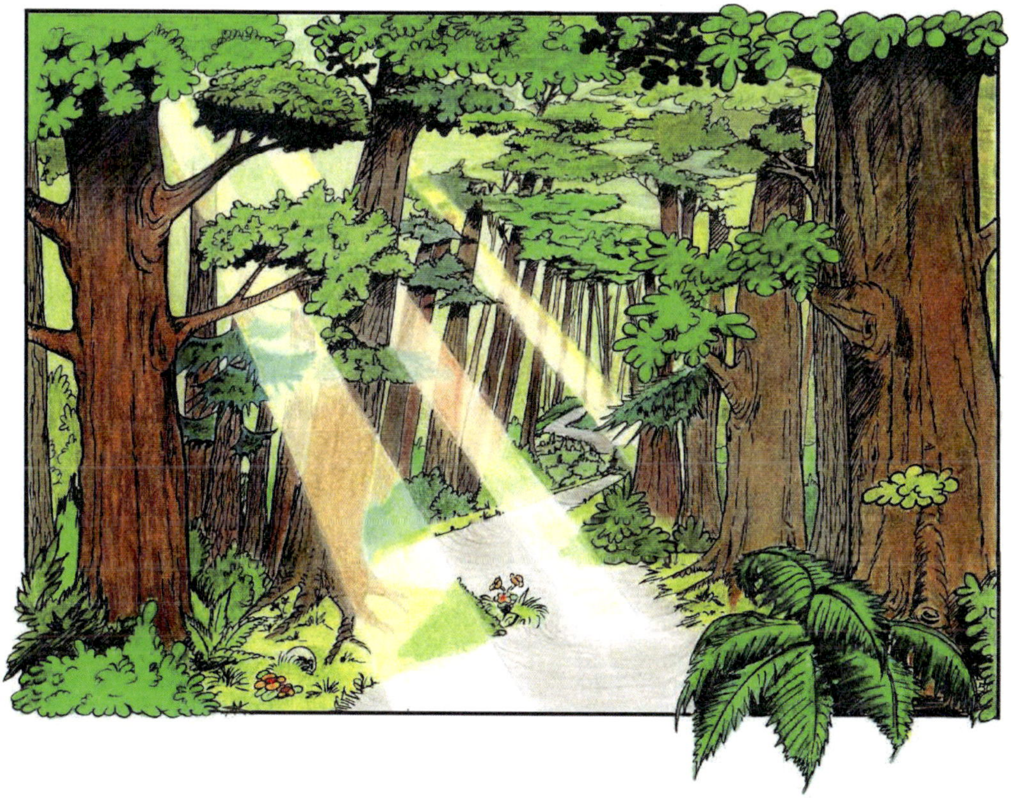

Irgendwann - nach unbestimmter Zeit - gelangst du an eine Weggabelung. Gut sichtbar - ein hölzerner Wegweiser mit zwei Hinweisschildern...
Eines der Schilder weist dir den Weg zu einem nahegelegenen Waldsee...
Das andere zeigt in Richtung „5-Elemente-Pfad“...

*Du hast nun die Wahl:*

*Möchtest du zum nahen Waldsee gehen, dann lies auf S. 151 bei den zwei Pfeilen ▶▶ weiter...*

*Möchtest du zum 5-Elemente-Pfad gehen, dann lies gleich hier beim nächsten ▶ weiter...*

## 5-Elemente-Pfad

▶... Weich federt unter dir der Waldboden…
Und du kannst tun, wozu du Lust hast -
Blätter oder Pilze sammeln, nach Rehen Ausschau halten - oder einfach die herrlichen Farben und Düfte des Waldes genießen…
Sieh dich in Ruhe um... Leuchtender Farn und weiches Moos,
Tannenzapfen und süße Waldbeeren - wohin du schaust...

**-D**a, ein Eichhörnchen huscht an einem der Baumstämme empor…
Das weckt dein Interesse... Es ist ein großer Baum - größer als die anderen…
Du näherst dich dem Baum und schaust am Stamm entlang nach oben…
Seine Baumkrone überragt weit die der anderen Bäume…

Deine Hände befühlen die Rinde... Der Baum gibt dir Halt - und lädt dich zum Klettern ein... Du fühlst dich richtig gut‿und leicht‿und‿wendig‿wie das Eichhörnchen - kletterst du am Stamm empor…
Es geht ganz leicht immer höher... Du kannst von Ast zu Ast springen - bist so leicht, dass dich sogar die kleinen, feinen Zweige tragen - bis du oben bist…
Ganz oben…

Dann schaust du über ein Meer grüner Baumkronen…
Spürst du den leichten, warmen Wind? Und du erkennst:
*~ Ich **selbst** bin der Wind - **Ich** bin die Luft - bin der Atem - Ich bin überall ~*
Geschickt kletterst du wieder hinunter zur Erde…

Dein Blick gleitet vom Stamm zu den Wurzeln, die tief in die Erde greifen, sich dort verzweigen - und dem Baum Halt und Nahrung geben…

Mit deinen Händen schiebst du das Laub vom vergangenen Jahr zur Seite…
Der dunkle Waldboden darunter duftet würzig und frisch...
Spürst du die reiche, nahrhafte Erde an deinen Händen?
Und du begreifst:

*~ Ich **selbst** bin die Erde - **Ich** bin der Halt - bin verwurzelt - Ich bin überall ~*

Gestärkt spazierst du weiter durch den Wald…

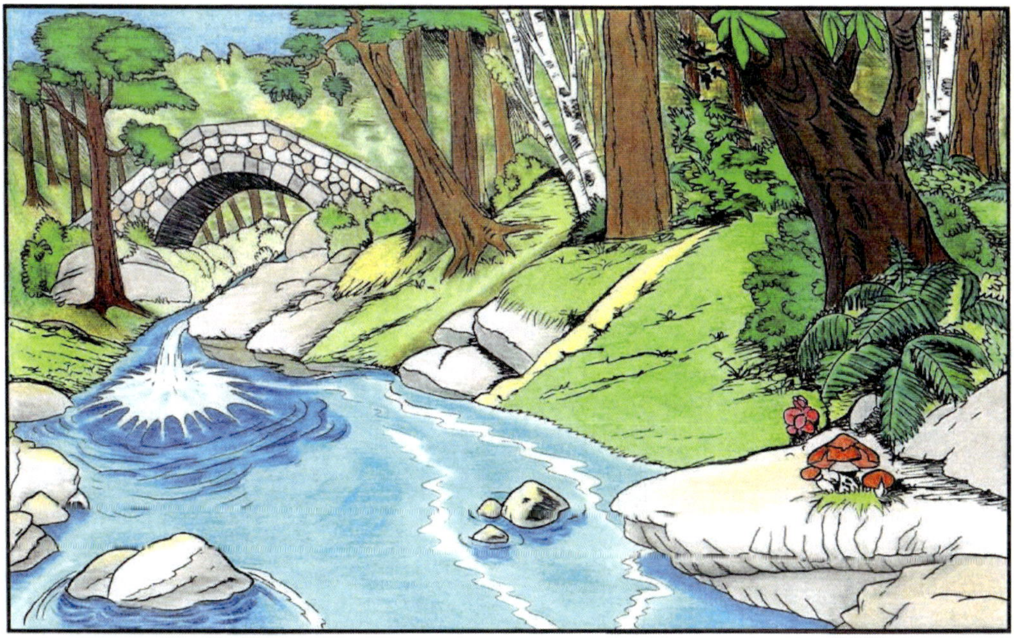

Zwischen grünem Farn plätschert leise ein Bach…
Und weil du noch etwas Erde an deinen Händen hast, kommt dir der Bach wie gerufen... Vorsichtig - erst den einen, dann den anderen Fuß - steigst du in den Bach... Das sprudelnde Wasser tut deinen Beinen wohl...
Und du tauchst auch deine Hände ein und genießt die erfrischende Reinigung... Du beschließt, im Wasser zu bleiben - und dem Bach bis zu seiner Quelle zu folgen...

*~ Das Wasser ist so klar, dass du den Grund ganz deutlich sehen kannst ~*

Es geht sich angenehm - im Bachbett - auf dem hellen, sandigen Boden...
Heller, schwerer Sand - über den das Wasser klar und lebendig hinwegsprudelt...
Und während du dem Bachbett immer weiter folgst, kannst du dem Wasser alles mitgeben, was dir überflüssig ist...
Lass dich vom Wasser reinigen... Die Strömung nimmt es mit sich - und es verschwindet... Was es auch ist... Ob Schmerz, Wut, Angst - oder etwas anderes - die Strömung nimmt es mit sich - bis es verschwunden ist...
*Und das fühlt sich gut an*

Irgendwann kommst du an einen Felsen - und entdeckst den Ursprung des Baches... Aus einer Spalte im Fels sprudelt reinstes Quellwasser und läuft beständig über den nass-glänzenden Stein… Und du fühlst:
~ *Ich **selbst** bin das Wasser - **Ich** bin das Meer - bin der Fluss - bin die Quelle - Ich bin überall ~*

Gereinigt und erfrischt setzt du deinen Waldspaziergang fort…
Weiter vorn siehst du eine geschützte Feuerstelle...
Sicher - zwischen Steinen - glühen die Reste eines Lagerfeuers.
Hier ist es warm... Ab und zu züngelt noch eine kleine Flamme auf - und du streckst deine Hände dem Feuer entgegen - und du spürst:
~ *Ich **selbst** bin das Feuer - **Ich** bin die Wärme - bin das Licht - Ich bin überall ~*

Entspannt machst du es dir gemütlich… Es war **so** schön hier im Wald…
Du bist dir nun sicher: alles ist im Wandel…
Alles was kommt - geht - und alles bleibt… Jetzt und für immer…
Und du weißt:
~ *Ich **selbst** bin der Wandel - **Ich** bin die Veränderung - Ich bin das ewig Neue - Ich war, bin und werde überall sein ~*

Wenn dir danach ist, schließt du - [ nur in deiner Fantasie ] - deine Augen - und sinkst in einen - [kurzen] - erholsamen Schlaf...

Sanft wirst du von dem Ruf einer Eule geweckt…
Über dir funkeln hell die Sterne… Der Mond taucht dich - und den Wald - in silbernes Licht… Und du fühlst, es wird Zeit für die Rückreise...

Zwischen Bäumen erscheint gähnend dein Traumtier. Es reckt und streckt sich… Die Freude ist groß - und sanft stupst es dich mit seiner großen, warmen Nase… Ihr seid jetzt Freunde…

RhPh

Sicher machst du es dir wieder auf dem Rücken deines Reisebegleiters bequem… Erholt und gestärkt tretet ihr die Rückreise an - schwingt euch in die Lüfte - hoch hinauf - begleitet vom Funkeln der Sterne…

Und vielleicht schmiegst du dich noch enger an deinen Freund - bis ihr sicher ins Hier und Jetzt zurückgekehrt seid...

Behutsam setzt dein Traumtier dich ab - und du verabschiedest dich von ihm - bis zum nächsten Mal...

Kehre zurück in deinen Körper - ganz bewusst.
Bewege Hände und Füße - Arme und Beine... Mach dich ganz lang...
Und wenn dir danach ist - dann gähne...
Spürst du, wie gut du dich nun fühlst?

### Der Waldsee

▶▶... Der Weg führt dich auf eine kleine Anhöhe. Und wenn du dich umsiehst, wirst du bemerken, dass du dich in einem luftigen Birkenhain befindest...
Hier öffnet sich der Wald - und du blickst auf einen idyllischen Waldsee...
*Klar und ruhig liegt er da - umgeben vom Grün des Waldes*

Nur ein paar Schritte die seichte Böschung hinab - und du bist direkt am See...
Zur Linken und zur Rechten weiches Schilfrohr - dazwischen ein zauberhafter, kleiner Strand... Der Sand ist sauber, fein und goldgelb...
Ein Baumstamm liegt quer im Sand und lädt zu einer Pause ein...

Hier saßen sicher schon oft Wanderer und ruhten aus...
Setze dich doch einen Moment - atme **tief** die gesunde Luft ein - und schau dich in Ruhe um...

Ganz in deiner Nähe - im Schilf - entdeckst du eine Entenfamilie...
Aber auch **du** wirst von den Enten bemerkt...
Zutraulich nähern sich dir die kleinen Entenküken... Wackeln watschelnd auf ihren kurzen Beinchen durch den Sand - und beäugen dich neugierig...

Die Elterntiere vertrauen dir und lassen es geschehen...
Eines der Entenküken stupst dich am Bein und schaut auffordernd zu dir hoch... Vorsichtig hebst du es auf deinen Schoß - und streichst behutsam - mit dem Finger über die flauschig-weichen Federn...
Behaglich schmiegt sich das Entenküken in deine warmen Hände...

-**D**och da hörst du einen schnatternden Ruf aus dem flachen Wasser...
Das kleine Entenküken hüpft von deinem Schoß und eilt zu seiner Familie...
Du wirst Zeuge der ersten Schwimmversuche der kleinen Enten... Liebevoll und geduldig lehren die Elterntiere ihre Jungen das Paddeln und Tauchen...

Voller Freude beobachtest du heiter das Geschehen... Dein Blick wandert zum Wasser... Und jetzt erst bemerkst du das kleine, hölzerne Boot...

Die Sonne scheint warm - und das einladende Blau des Sees lässt in dir den Wunsch entstehen, in das Boot zu steigen und auf den See hinauszurudern...

Du erhebst dich und gehst durch flaches Wasser zum Boot...
Betrachte, ertaste, befühle und erkunde... Es ist sicher und solide gebaut...
Also steigst du in das Boot und nimmst Platz...

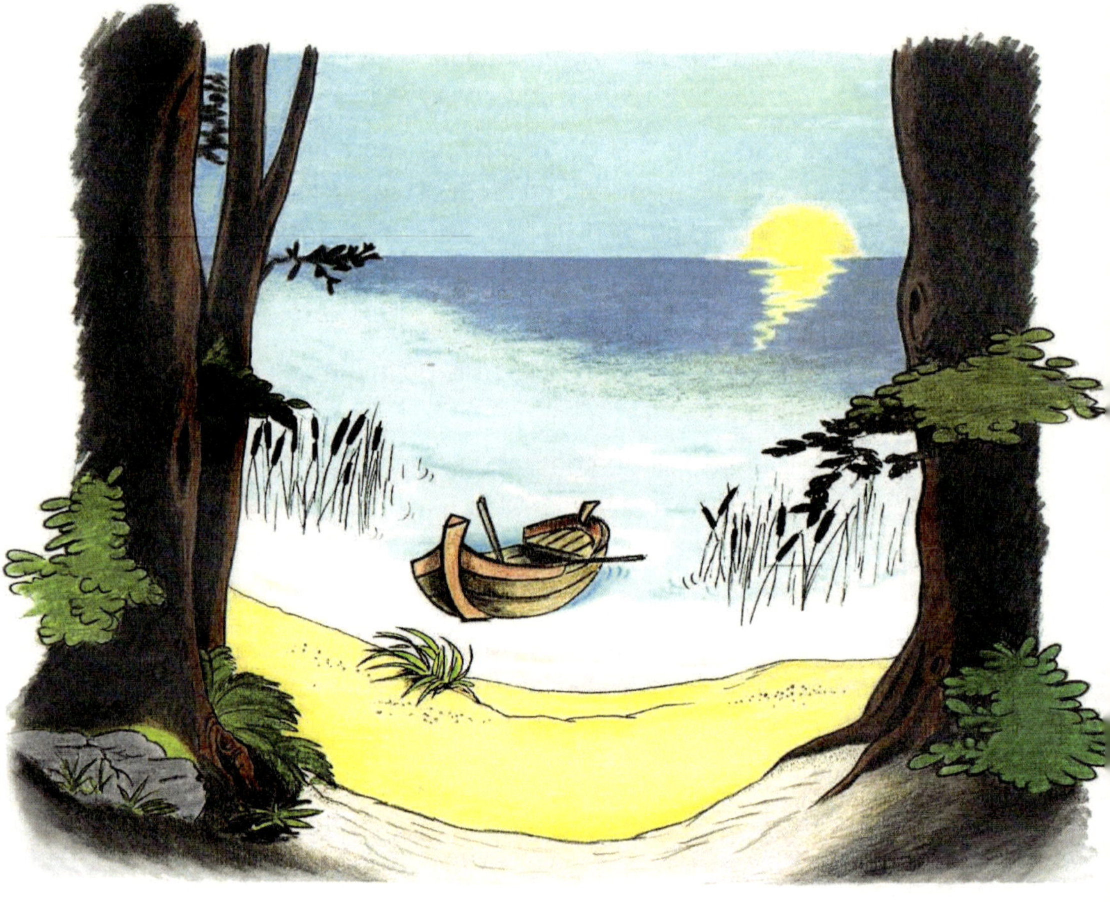

Dann greifst du nach den Rudern, stößt dich vom Ufer ab - und ziehst sie kraftvoll durch das Wasser...
Still glänzt der See in der Sonne... Gleichmäßig und leise tauchst du die Ruder immer wieder ein... So gleitest du lautlos über den nassen Spiegel - bis zum Mittelpunkt des Sees... Genau hier hältst du inne...

Wassertropfen fallen von den Ruderblättern auf die spiegelglatte Oberfläche... *Plopp Plopp*
Winzige Wellen breiten sich ringförmig aus - reichen weiter - und weiter - bis sie am Ufer ins Schilf - und in den Sand laufen - verebben, versanden, verschwinden...
Zufrieden ziehst du die Ruder **ganz** ein und verstaust sie im Boot...

Langsam beruhigt sich die Wasseroberfläche wieder - und wird ganz glatt...
Auch deine Gedanken glätten sich‿völlig‿ruhig ist es hier...
Inmitten des Sees...

-**D**och dann, irgendwann, schaust du über den Rand des Bootes auf die Wasseroberfläche... Du siehst dich ganz deutlich...
Und wenn du tiefer - durch die Wasseroberfläche - blickst, kannst du gold-glitzernde Fische und filigrane Wasserpflanzen erkennen...
Und wenn du **noch** tiefer schaust, kannst du den Grund erkennen.

~ *Ganz klar und deutlich siehst du den Grund* ~

Einen Augenblick versinkst du in Gedanken, Bildern oder Träumereien...

Und leise, sehr leise - aber deutlich - flüstert das Wasser dir zu:

~ *Es ist nicht wichtig, dass du jetzt schon weißt, was sich verändert, aber du kannst spüren, dass es besser und leichter sein wird* ~

-**D**ann siehst du im Wasser - auf seiner Oberfläche - den Himmel und ein paar weiße Federwolken... ~ *Alles ist gut und du fühlst dich viel besser* ~
Entspannt streckst du dich im Boot aus - machst es dir richtig bequem - und lässt dich treiben...

Du hast s o o viel Zeit - nur für dich - und das Nichtstun...

Unendlich weit - und tiefblau - ist der Himmel... Die weißen Federwolken ziehen über dich hinweg - ganz leicht vom Wind getragen...

Gedanken kommen und gehen - und du kannst sie mit auf die Reise der Wolken schicken... Irgendwohin... Wahrscheinlich lösen sie sich auf - denn die Sonne steht hoch und scheint warm...

Deutlich spürst du die warmen Sonnenstrahlen auf deiner Haut...
Das Holz des Bootes duftet so wohlig und vertraut...
Und du fühlst dich einfach nur wohl... ~ *Nichts ist mehr wichtig* ~

Freundlich platscht das Wasser an dein Boot...
Du richtest dich auf - und dein Boot schwankt ein wenig...
Es ist immer noch warm - doch jetzt erst bemerkst du, dass die Sonne tiefer steht... Still scheinen die Stunden auf dem Wasser vergangen...

Das Licht strahlt golden - und die späte Sonne taucht dich und den See in abendlichen Glanz... Ein Silberreiher setzt zur Landung auf dem See an – und zieht seine Füße durch das Wasser... Feine Wellen bewegen die Oberfläche - und erreichen dich und dein Boot...

Ruhig - und völlig entspannt schaust du über den See... Strand, Schilf und Böschung spiegeln sich im Uferwasser...
Dann tauchst du die Ruder ein, ziehst sie ruhig und kraftvoll durchs Wasser - und kehrst zurück - zu dem kleinen Strand...

Sicher machst du das Boot fest - und setzt dich noch einen Moment auf den Baumstamm... Still schaust du auf den See hinaus...
Ein Schwanenpaar fliegt in den Abend...
Und du weißt, es wird Zeit für die Rückreise...
Tief in dir hast du das Gefühl, dass jetzt alles gut ist...

An der Uferböschung erscheint gähnend dein Traumtier. Es reckt und streckt sich… Die Freude ist groß - und sanft stupst es dich mit seiner großen, warmen Nase… Ihr seid jetzt Freunde…

RhPh
Sicher machst du es dir wieder auf dem Rücken deines Reisebegleiters bequem… Erholt und glücklich tretet ihr die Rückreise an.
Ihr schwingt euch in die Lüfte - hoch hinauf - und vielleicht schmiegst du dich noch enger an deinen Freund - bis ihr sicher ins Hier und Jetzt zurückgekehrt seid...

Behutsam setzt dein Traumtier dich ab - und du verabschiedest dich von ihm - bis zum nächsten Mal…

Schlüpfe zurück in deinen Körper - und nimm ihn ganz bewusst wahr...
Bewege Hände und Füße - Arme und Beine...
Recke und strecke dich - und wenn dir danach ist - dann gähne...

Spürst du, wie gut du dich nun fühlst?

Entspannung **Wandlung** Kraft **Körpergefühl** Heilung
**Entdeckung** Befreiung **Erkenntnis** Inspiration **Selbstvertrauen**

## Im tropischen Regenwald

VEPh

Du sitzt oder liegst bequem - richtig bequem - gemütlich und sicher...
Alles ist schön so wie es ist...
Vielleicht räkelst du dich - und spannst noch einmal all deine Muskeln an - um dann locker und entspannt - loszulassen...

Spürst du, wie der Atem ganz von allein kommt - und wieder geht?
Fühle dich zu **dem** Bereich deines Körpers, wo der Wunsch zum nächsten Einatmen entsteht... Wo spürst du diesen Bereich? Im Bauch?
In der Brust? Oder ganz woanders?

Das Einatmen kommt ganz von allein… Immer wieder...
Atme nun aus - und löse dich damit von allen Belastungen...
*Das nächste Mal noch mehr*
Ausatmen löst und entspannt… Lass beim Ausatmen die Luft **ganz** herausströmen... Und auch das geschieht jetzt ganz von allein…
Nimm die Stille nach dem Ausatmen wahr…
*Das nächste Mal noch mehr*
Tauche ein - in diesen stillen Moment - und d e h n e ihn aus - bis die Stille dich ganz erfüllt... Atme sie aus - bis sie dich ganz umgibt…

~ *Auch wenn du dich jetzt schon in einer tiefen Entspannung befindest, bleibt dein Bewusstsein hell und aufnahmebereit* ~

RW

Worte können zu Bildern werden...
Öffne dich - für die Welt der Bilder, Düfte und Gefühle…

RZ

Kannst du dir vorstellen, in einem tropischen Regenwald zu sein?
Irgendwo auf der Erde… Vielleicht im Amazonasgebiet, vielleicht in Mittelafrika - oder in Südostasien…

Öffne dich nun deiner eigenen Bilderwelt, tauche ab - bis du das Gefühl hast, dort sein zu können…

Irgendwann findest du dich wieder - auf dem Waldboden - tief im Regenwald… Die Luft ist satt - schwül-warm… Windstille Hitze umgibt dich… Hier, zum Untergeschoss des Regenwaldes, dringt nur wenig Licht… Doch deine Augen gewöhnen sich daran...

Atme **tief**… Grüner Farn-Duft umgibt dich - und langsam nimmst du so deine neue Umgebung wahr… Einen Moment hältst du inne - und lauschst in den Wald hinein… Dir war, als wärst du allein - doch von überall - laut und leise - hörst du Vogelstimmen - hörst krächzende Papageien - und weit entfernte Rufe anderer Tiere… Es zirpt, quakt, pfeift und zwitschert…

Sieh dich nun in Ruhe um… Schritt für Schritt bewegst du dich - ganz sicher - durch die unbekannte Tiefe des Waldes…
Zu deinen Füßen ist die Begrünung nur spärlich… Doch ein, zwei Meter über dem Boden wachsen die Pflanzen üppig - und sind von leuchtendem Grün… Du entdeckst Farne, Bambusstauden und unzählige Palmenarten…
Hier stehen Bäume mit knorrigen Brettwurzeln und unglaublich dicken Stämmen… Schau mal nach oben - die Baumriesen ragen 50, 60, 70 Meter in den Himmel… Doch hier unten, am Waldboden, ist das Licht rar…

Um neue Sicht zu gewinnen, schiebst du immer wieder große Blätter beiseite - und bahnst dir so deinen Weg durch das Dickicht...

Fast überall stehen - klein und wartend - die jungen Schösslinge der Baumriesen… Ihre einzige Chance, auch groß und Teil des grünen Baumkronen-Meeres zu werden, ist, dass einer der alten Nachbarbäume umstürzt und Platz schafft… So entsteht eine Lichtung - und das Sonnenlicht kann bis auf den Waldboden dringen…

Siehst du, dort vorn - zwischen den Palmen - wird es heller…
Du gehst weiter - bis du auf eine dieser seltenen Lichtungen kommst…

Feinste Nebelschleier liegen in der Luft - und Sonnenstrahlen dringen - wie gold glänzende Leitern - bis auf den grünen Boden…

Hier blühen Strelitzien und Beerenpflanzen mit prächtigen, zinnoberroten Hochblättern… Blau-grüner Blätterglanz , hellgrüne Bananenblatt-Stauden - junge Triebe drängen sich übermütig - und überall Blüten und duftende Früchte… Und auch die kleinen Schösslinge der Baumriesen beeilen sich mit dem Wachsen… Alles strebt hier dem Licht entgegen…

Schmetterlinge taumeln umher, ein Tukan putzt mit seinem langen, prächtigen Schnabel zufrieden sein Gefieder... Und alles - und jeder - scheint hier glücklich im Sonnen-Nebel zu baden…

Du hast Zeit - dich ganz genau auf der Lichtung umzusehen…
Das besondere Licht bringt die unzähligen bunten Blüten zum Leuchten…
- Sieh ganz nah und deutlich -
Tautropfen liegen wie kleine, gläserne Perlen auf den Blütenblättern -
und du näherst dich einem einzelnen Blütenblatt… - Sieh nur das Blatt -
In einer Wasserperle spiegelt sich die ganze Welt des Regenwaldes…
Ganz langsam streckst du einen Finger aus...
Und vorsichtig - berührst du das Blütenblatt...

*Wähle nun selbst:*

*Möchtest du auf einem grünen Pfad den Dschungel und das Meer entdecken, dann lies auf S. 162 bei den zwei Pfeilen ▶▶ weiter…*

*Oder möchtest du hinauf zum Baumhaus - dann lies gleich hier beim nächsten ▶ weiter…*

Das Baumhaus

▶... Ein großer, glänzender Tropfen läuft in Zeitlupe über die samtige Oberfläche - und fällt zur Erde…
-**E**rleichtert wippt die Blüte auf… Etwas hat sich verändert. Etwas in **dir** hat sich verändert. ~ *Du fühlst dich so angenehm leicht* ~
*Leicht und frei wie ein Paradiesvogel*
Du schaust nach oben - und verlockend leuchten - weit über dir - die immergrünen Baumkronen... ~ *Du siehst alles mit anderen Augen* ~
Geübt hebst du ab… Vielleicht sind deine Flügel noch etwas feucht...
*Von der Schwüle des Waldbodens*

Doch du schwebst höher - fliegst höher - am Stamm empor…
Deine Flügel trocknen - und du spürst, dass dir das Fliegen immer leichter und leichter fällt… Sieh dich in Ruhe um... Du hast viel Zeit…

Hier gibt es s o v i e l zu entdecken - auf deinem Weg nach oben…
Formschöne Orchideen-Gewächse und Bromelien - besiedeln als Gastpflanzen das zart-bitter-braune Holz der Baumriesen...
Pralle, reife Vanille-Schoten ragen aus den Blüten der Orchideen und verströmen ihren Duft… Atme **t i e f** ein…

Und du fliegst höher und höher - sicher und leicht... Vielleicht machst du hier und da eine Pause, um dir alles genau anzuschauen…
Auf einem Ast - ganz in deiner Nähe - schlummert träge ein Faultier…
Kolibris schwirren vor süß-duftenden Papayablüten…
Ein schimmernder Seidenlauben-Vogel baut sein Nest…

In den immergrünen Baumkronen erlebst du eine eigene, bunte, lebendige Welt… Hier gibt es **so** wundersame Pflanzen…
Pflanzen, die ihre Blattform, Größe und Farbe - auf ihrem Weg nach oben - mehrmals wechseln können…
Entspannt und neugierig schwebst du durch die Stockwerke des Regenwaldes… Immer höher und höher…

~ *Und es fällt dir immer leichter aufzusteigen* ~

Immer mehr Sonnenlicht dringt durch das üppig-wilde Grün…
Und du fliegst noch höher - in den luftigen Dachgarten des riesigen Regenwaldes - dem Licht entgegen…

Hier oben weht ein erfrischender Wind durch die Äste…
Und zwischen jungen Blättern strahlt es kronleuchterhell…
Hier atmet der Wald pures Sonnenlicht…

~ *Du hast es geschafft - du bist angekommen* ~

Sieh dich in Ruhe um…

-**D**ort, ganz nah, entdeckst du ein Baumhaus… Zwischen kräftigen Ästen ragt es - solide gebaut - über das Baumkronen-Meer hinaus…

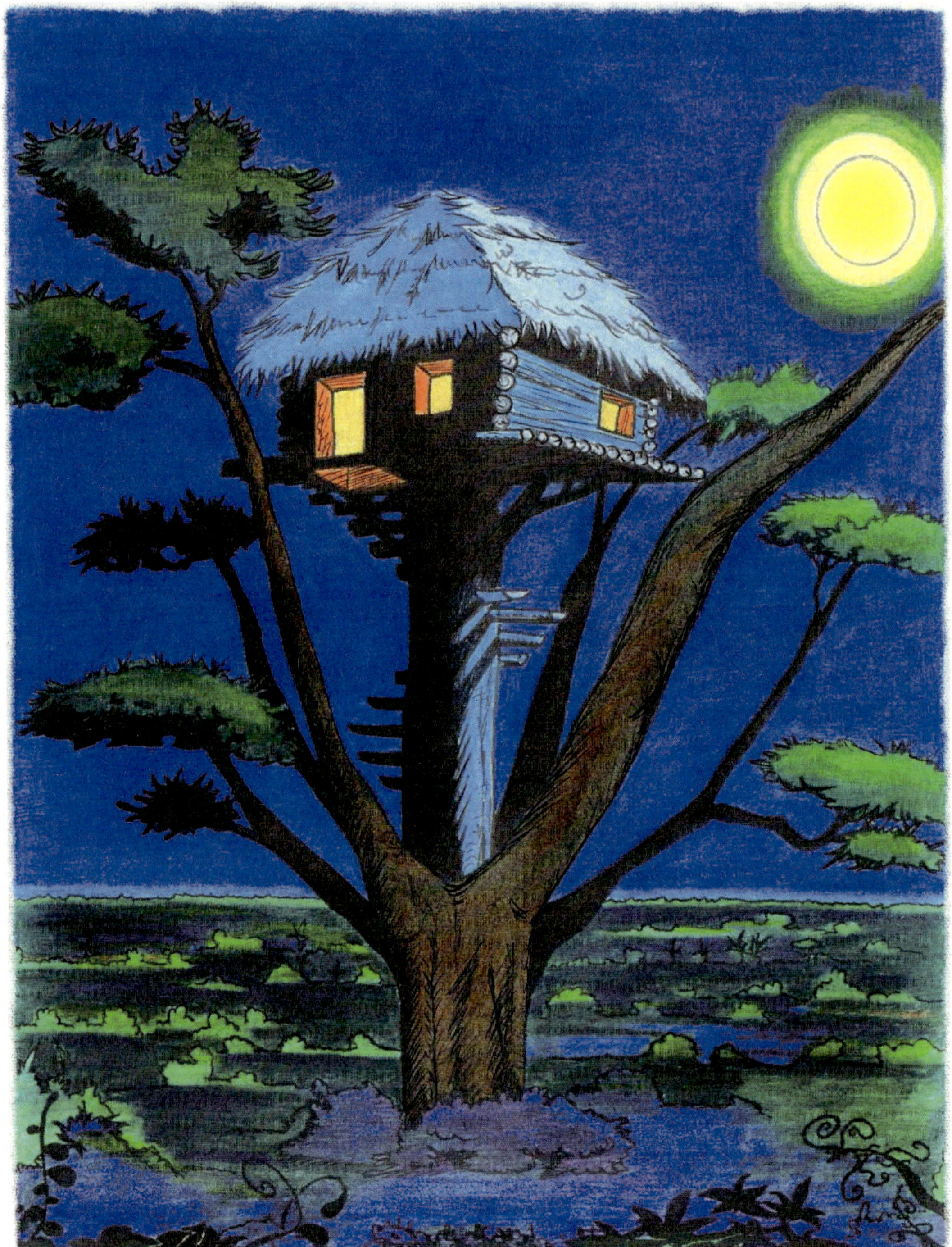

Der Abend naht - und bald wird wohl die Sonne untergehen…
Also begibst du dich zum Baumhaus - und schlüpfst hinein...

Schau dich um… Hier findest du alles, was du brauchst…
Es ist **so** gemütlich hier… Mach es dir nun richtig bequem…

Und vielleicht liegst du schon - lang ausgestreckt - auf einer weich gepolsterten Bambusliege? Durch eine Luke siehst du die ersten Sterne am Himmel funkeln…
Tief und erleichtert atmest du durch - und sinkst tief in deine Liege…

Leise prasselt warmer Regen auf das Bananenblatt-gedeckte Dach des Baumhauses… Wohlige Entspannung breitet sich in dir aus…
Du liegst geschützt, trocken, warm und sicher...

Behagliche Ruhe - Traumbilder kommen - und gehen - bis zum Erwachen…

Helles Licht fällt durch die Luke ins Innere des Baumhauses - und nur in deiner Fantasie - reckst und streckst du dich…
Erfrischt und erholt schaust du hinaus… Es ist früh am Morgen… Helle Wolkenbänke durchstreifen die Baumkronen - und bescheren den Bäumen - und ihren vielen Gastpflanzen - ein morgendliches Nebel-Bad…

Doch mit der Zeit verschwindet der Wolken-Nebel im Dickicht...
Und mit den ersten Sonnenstrahlen wird die Sicht immer klarer...
Überwältigt blickst du von deinem Baumhaus auf das grüne Meer...
Scheinbar endlos erstreckt es sich in alle Richtungen - bis zum Horizont…

Ausgeruht begibst du dich auf den kleinen, terrassenartigen Vorsprung...
Schau dich noch einmal um - denn es wird Zeit für die Heimreise...

RhPh

Langsam breitest du deine Arme zu Flügeln aus - und lässt dich von den warmen Händen des Windes heben und tragen - bis du ganz alleine fliegen kannst... *Über das weite, grüne Meer des Regenwaldes*

Vielleicht machst du in deiner Fantasie ein Erinnerungsfoto - für später...

Komm zurück ins Hier und Jetzt...

~ *Nimm die neuen Fähigkeiten deines Körpers - und die neue Freiheit deines Geistes wahr - und vielleicht freust du dich jetzt schon, sie in deinem Alltag zu erproben* ~

Komm zurück in diesen Raum...
Tauche ein in deinen Körper - und auf - ans Wachbewusstsein...
Mit deiner ganzen Aufmerksamkeit...
Bewege Hände und Füße - Arme und Beine - dein Becken und deine Schultern... Strecke dich - und, wenn dir danach ist - gähne...
Kannst du spüren, wie gut du dich nun fühlst?

## Der Dschungelpfad zum Meer

▶▶ ... Ein großer, glänzender Tropfen läuft in Zeitlupe über die samtige Oberfläche - und fällt zur Erde...
-**E**rleichtert wippt die Blüte auf... Etwas hat sich verändert.
Etwas in **dir** hat sich verändert...

Ungewohnte Stärke und Energie strömen in deine Muskeln...
Deine Bewegungen sind kraftvoll und geschmeidig...
*Wie die einer Waldkatze*

Du fühlst einen enormen Antrieb in dir - und hast große Lust, dich zu bewegen... Sieh dich nochmal auf der Lichtung um... Zwischen Blättern entdeckst du einen ausgetretenen Weg, der deine Neugierde weckt...
Nur ein kurzer Sprung - und du bist auf einem schmalen Dschungelpfad...

Fasziniert blickst du dich um... Was zuvor noch im Schummerlicht des Dickichts lag, siehst du jetzt ganz klar und deutlich...
Grünes Moos liegt auf den Wurzeln... Ab und zu dringt die Sonne durch einen Lichtschacht bis auf das Unterholz...

Deine Augen sehen scharf - sehr scharf - und nehmen alles zugleich wahr...
Hier und da versperren dir Blätter die Sicht - aber das macht nichts - seltsamerweise weißt du, was sich dahinter verbirgt...

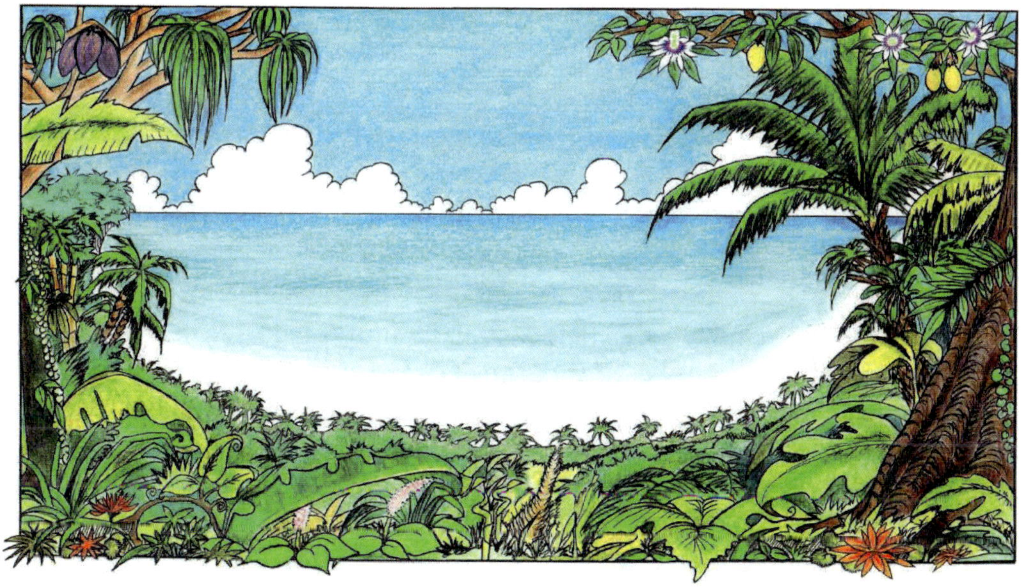

Du spürst: das ist dein Wald... Deine Bewegungen werden immer sicherer...
Geschickt weichst du herabhängenden Lianen und Ranken aus...
Geschmeidig überspringst du Wurzeln und Geäst...

Dein Gehör ist fein - sehr fein - und du vernimmst die vertrauten Stimmen des Urwaldes: das leise Knacken im Unterholz, das Rauschen der Blätter, die fernen Rufe der Papageien - und den Flügelschlag eines Schmetterlings...

Witternd hebst du deinen Kopf...
Deine Nase empfängt selbst in der windstillen Wärme den Duft von Ingwer und Lilien - den Duft von Bananen und wilden Mangobäumen... Atme **tief** ...

~ *Und spüre die Gewissheit in dir, dass du die Kraft hast, die es dir ermöglicht, alles Gute - und nur das Gute - in dir aufzunehmen* ~

Und während du dich auf dem vertrauten Pfad durch den Urwald bewegst - *und weiche Blätter deine Beine streifen* - siehst du schon von Weitem das Glitzern der Sonnenstrahlen auf den Wellen des Meeres...
In der samtweichen Luft liegt der Duft von Wasser, Salz und wilden Kräutern...

Passionsbäume mit glänzenden Früchten und überirdisch schönen Blüten - stehen - als wollten sie dir die gesamte Schönheit der Tropen noch einmal zeigen...

Dann öffnet sich der Wald - deine Sicht ist frei - und du blickst auf das leuchtende Meer...
Behutsam setzt du deine ersten Schritte in den Sand... *Warm und weich*
Das Meer - das Meer...

Eine unbestimmte Sehnsucht zieht dich zum Meer... *Zurück ins Meer*
Ganz nah trittst du nun an das Ufer heran...
Warm und glasklar rollt die Brandung in den Sand...
*Hast du Scheu? Das Wasser ist nass - dein Fell wird nass*

Aber deine Sehnsucht ist stärker... Warme Wellen umspülen deine Beine...
Und du tauchst ein... Mit kräftigen Zügen bewegst du dich durchs Wasser...

*~ Und alles geht ganz leicht ~*

Geschmeidig und sicher tauchst du jetzt **ganz** unter - kannst sehen, hören, atmen - unter Wasser - ganz selbstverständlich...

Dann, nach unbestimmter Zeit, siehst du über dir die Sonne funkeln...
Goldene Strahlen dringen zu dir - unter Wasser - und locken dich an die Oberfläche...

RhPh

Locken dich zurück ins Hier und Jetzt... Komm zurück - komm hierher zurück - und tauche auf - an dein Wachbewusstsein - hier in diesem Raum...

Atme **tief** ... Und dein Atem holt dich zurück in deinen Körper...

Bewege dich... *Die Bewegung tut dir gut*

Recke dich, strecke dich - und spanne all deine Muskeln noch einmal an...
Löse dich - um dann - erfrischt und gestärkt - deine neuen Fähigkeiten in deinem Leben, in deinem Alltag zu erproben...

Entspannung Wärme Lebensmut Inspiration Klarheit Entdeckung Wandlung Erkenntnis Kraft Reinigung Körpergefühl Klarheit Energie

## Die Farben des Orients

VEPh

Hast du es dir gemütlich gemacht? Du hast jetzt Zeit - nur für dich...
Vielleicht lockerst du deine Muskeln noch einmal - und wenn du nun tief und befreiend ein- und ausatmest, fällt es dir leichter - zu entspannen, zu reisen - und schöne Bilder zu sehen...

Atme nun so, dass du dich lösen kannst...
Mit jedem Ausatmen - mehr und mehr...

RW

Und nun löse dich - mit dem nächsten oder dem übernächsten Ausatmen - von deinem Körper im Hier und Jetzt... Verlasse diesen Raum...
Draußen ist es warm - dir ist warm - und du schwebst auf - wirst immer leichter und leichter...
Ein seichter Wind empfängt dich mild - und nimmt dich in seine warmen Arme... Lass dich heben - hoch hinauf - immer weiter und höher...

*Bis über die Wolken*

Dort, wo es ganz still ist... Hoch oben, wo das Licht hell und warm scheint, der Himmel im satten Blau erstrahlt, wo die Luft mild und klar ist - und der Wind **s o** weich...
Spüre, wie warme Luftschichten dich sicher tragen... Breite deine Arme zu Flügeln aus - und f l i e g e - über ein Meer weißer Wolken...

Irgendwann dann - nach unendlich schöner Reise - lichten sich die Wolken unter dir - und du erblickst

RZ

eine riesige, goldgelbe Wüste... Soweit dein Auge reicht - nur Himmel und Wüste... Und du spürst: es ist warm...
Die Sonne steht hoch - scheint hell - und wärmt dir den Rücken...

Fliege ruhig etwas tiefer

Nun spürst du die Wärme auch von unten... Der Wüstensand reflektiert die Sonnenstrahlen - und auch dein Bauch ist jetzt g a n z warm...

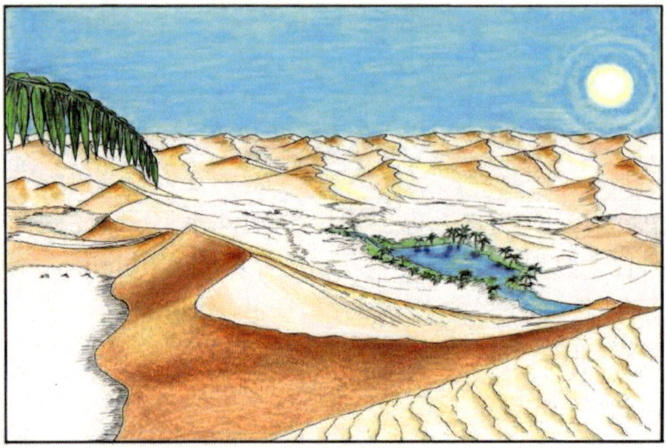

Gleite noch etwas tiefer... Siehst du die Dünen? Wie riesige Wellen türmen sie sich auf - und ihre weichen Kämme schlängeln sich durch das weite Meer aus Sand... Fliege weiter - frei und sicher... Irgendwann siehst du am Horizont einen feinen, tiefblauen Streifen... Du erkennst das Meer - und fliegst weiter und weiter und kommst dem Meer immer näher...
Und du erkennst noch etwas: eine Stadt. Eine orientalische Wüstenstadt - umgeben von einer grünen Oase - ein schützender Ring aus Palmen und glitzernden Wasserläufen...

Hinter der Stadt - auf der anderen Seite - dem Meer zugewandt - erstreckt sich eine fruchtbare Ebene mit Orangen- und Mandarinen-Hainen, Baumwoll- und weiten, duftenden Rosenfeldern... Atme **tief** - und vielleicht dringt der Duft der Früchte und der Rosen bis zu dir hinauf...

In einem weiten Bogen überfliegst du nun die Stadt - und gleitest dabei langsam tiefer und tiefer...
Einzelheiten werden deutlich: Dächer, Türme, Häuser und eine Stadtmauer. Unter dir ein Labyrinth aus Straßen und verwinkelten Gassen - mit Plätzen und blühenden Gärten...

Suche dir nun **vor** den Toren der Stadt - in der Wüste - einen geeigneten Platz zum Landen... ~ *Sinke langsam immer tiefer* ~
...bis deine Füße den warmen Sand berühren - und du sicher stehst...

Sieh dich um... ~ *Dreh dich langsam um dich selbst* ~ Hinter dir liegt die endlos scheinende Wüste - mit ihrem heiß-flirrenden Horizont...
Und vor dir - die Oase - ein herrlich-grüner Palmengarten...
Gehe nun durch den weichen Sand - Richtung Oase und Stadt...

Es ist sehr warm... Die Sonne steht hoch - und erste Schweißperlen glitzern auf deiner Haut... Doch du weißt: zwischen den Palmen ist es kühler...

Deine Schritte führen dich durch den warmen Sand - und vielleicht hörst du schon erstes Vogelgezwitscher...
Hörst das erste, leise Plätschern von Wasser...

Wenige Schritte noch -
und dann hast du endlich den kühlenden Schatten erreicht.

*~ Tauche nun ein - und sieh dich um ~*

Das leuchtend-grüne Dach der Palmenblätter filtert weich die hellen Sonnenstrahlen - und lässt alles in einem ganz besonderen Licht erscheinen...

*~ Öffne deine Sinne und nimm alles wahr ~*

Spürst du den kühlenden Sand an deinen Füßen?
Siehst du die bunten Blumen - und die kleinen, glasklaren Wasserläufe im feuchten Sand, die jeden Baum und jede Blume mit Wasser versorgen?
*Leise rauscht der Wind in den Palmenblättern*

Entspannt streifst du durch den Palmengarten - Richtung Stadttor...

Der Duft von Hibiskusblüten, reifen Zitrusfrüchten - und kühlem Grün weht dir in die Nase... Atme **tief**... Die vielen, kleinen Wasserläufe - und die üppige Pflanzenpracht - schaffen ein ganz eigenes, frisches Klima...

Staunend bewegst du dich durch die Oase... Bambus, bunte Blumen und junges Gras... Schmetterlinge taumeln von Blüte zu Blüte... Und verträumt singende Vögel begleiten deinen Weg - zu den Toren der Stadt...

Ein kleiner Stadtgraben mit reinem Wasser umringt die Mauern der Stadt...
Darüber führt eine Brücke - direkt auf das weit geöffnete Stadttor zu...
Gehe über diese Brücke - und durch das geöffnete Tor...

Du betrittst eine völlig neue Welt...
Sieh dich in Ruhe um...

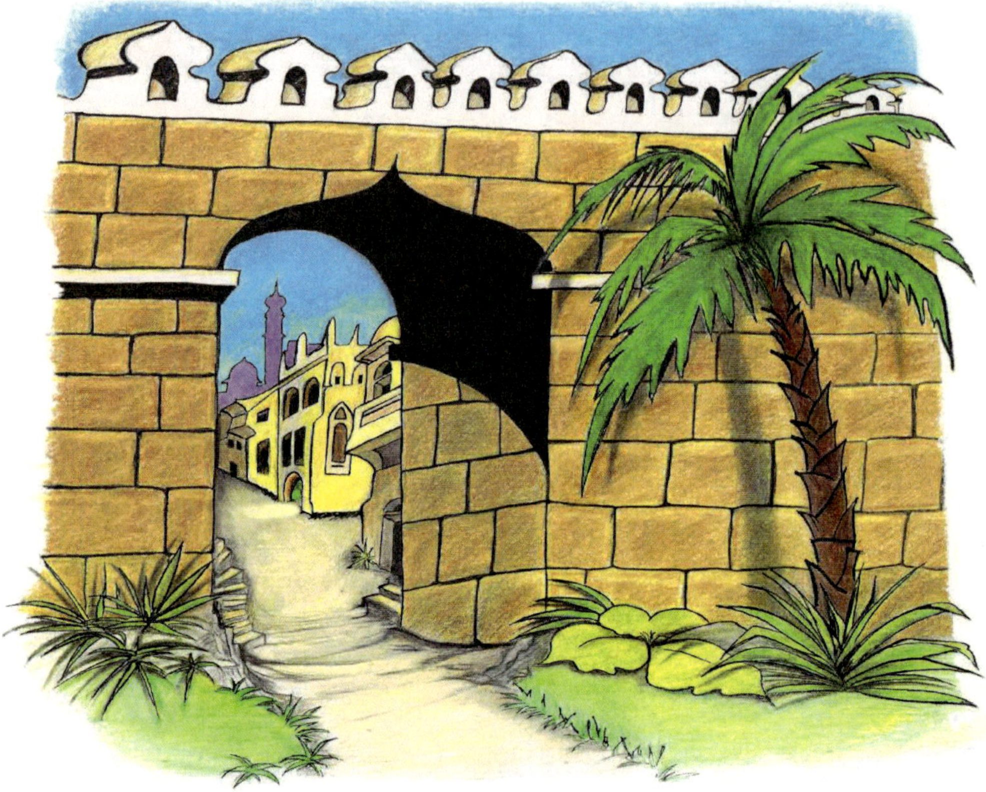

Hier am Rande der Stadt sind die lehmfarbenen Häuser noch klein...
In ihren Vorgärten wachsen Dattelpalmen, Feigen- und Maulbeerbäume...
Unter schattigen Vordächern stehen Stühle und kleine Bänke -
und überall duften frische Minzstauden - für den täglichen Tee...

An Wäscheleinen wehen bunte Tücher und weiße Laken...
Freundliche Menschen lächeln dir zu - und gehen dann wieder ihrer Beschäftigung nach...
Dein Weg führt dich weiter - durch die Gassen der Altstadt - schmale, schattige Gassen... Hinter vielen der unscheinbaren, kalkgeputzten Häuserwände liegen reich begrünte Innenhöfe - Oasen der Wohltat für ihre Bewohner... Und ab und zu gewähren dir Torbögen Einblick in die paradiesischen Hofgärten der Stadthäuser...
Herrlich kühle Wasserbassins unter Olivenbäumen und Fächerpalmen...

Dein Weg führt dich immer weiter - in das Herz der Wüstenstadt...
Zum Marktplatz - denn heute ist Bazar - wie jede Woche an diesem Tag...
Eine letzte, winklige Gasse öffnet sich - und gibt den Blick frei...

Du siehst Buden, Stände und Zelte - exotische Düfte und Klänge - Stimmen und Musik... Und in aller Ruhe gehst du über den Bazar und erkundest das Angebot...
Du siehst Schuhflicker, Wasserträger und Musikanten...

Beobachtest Goldschmiede bei ihrem Handwerk - Gold und Silber, kunstvoll gefasste Edelsteine - roh und geschliffen - in allen Farben...

Betrachte, betaste, befühle die Auslagen...

Begeistert umringen einige Frauen einen Stand, auf dem sich Stoffballen türmen... Kostbare Seide, Brokat und perlenbestickter Organza...
Welch wundervolle Kleider wohl daraus entstehen?

An einem anderen Stand werden duftende Blütenöle und Seifen verkauft...

Kisten und Körbe voll frischem Obst... Riechst du den fruchtigen Duft der Melonen? Große Hälften liegen aufgeschnitten in leuchtendem Rot und Grün... Und wenn du hungrig bist, kannst du dich stärken...

Rieche, koste und probiere die Waren...

Am Backstand duftet es verführerisch nach warmem Brot und dampfendem Kaffee... Reisende finden hier Erholung - sie sitzen auf weichen Kissen und hölzernen Schemeln - trinken Tee, Kaffee - und genießen den Augenblick...

-**E**twas weckt dein besonderes Interesse...

*Was möchtest du dir genauer ansehen?*

*Das Theater unter freiem Himmel?*
*Dann lies auf S. 174 bei den drei Pfeilen ▶▶▶ weiter...*
*Oder möchtest du zu den Tempeltänzerinnen?*
*Dann lies aus S. 172 bei den zwei Pfeilen ▶▶ weiter ...*
*Möchtest du ein wunderbares Tauschgeschäft machen?*
*Dann lies gleich hier beim nächsten ▶ weiter...*

Der Tauschhandel

▶... Es ist ein Stand, den du zuvor nicht bemerkt hattest.
Auf einer großen Tafel steht in geschwungenen Buchstaben:

*~ Tausche alles gegen alles ~*

Die seltsamsten und unterschiedlichsten Dinge türmen sich auf der Verkaufsfläche... Noch macht das für dich keinen Sinn...
Doch der Stand ist wirklich gut besucht - und weil du ein gutes Gefühl hast, und ein wenig neugierig bist, stellst du dich mit in die Reihe...
Du hast etwas Zeit - zu beobachten, was hier geschieht - und vor allem: was hier **getauscht** wird...

Der freundliche Händler begrüßt gerade einen Mann, der auf einen Stock gestützt, auf ihn zugehumpelt kommt. Sie unterhalten sich kurz; der Mann reibt sich erklärend sein Knie...
Der Händler kramt in Kisten, schaut sich suchend auf der Verkaufsfläche um und greift dann zielstrebig nach einem Gegenstand... Du kannst nicht genau erkennen, was es ist - aber es ist rund, an einer Seite etwas abgeflacht - und glänzt im Sonnenlicht...
Zufrieden nimmt der Mann seinen Tauschgegenstand an sich, klemmt sich seinen Gehstock unter den Arm und geht gut gelaunt, mit federndem Schritt davon...

Eine Frau - mit sehr vergrämtem und traurigem Gesicht - tritt vor den Händler. Nach kurzem Gespräch holt der Mann einen Spiegel, in einem Drehrahmen hervor. Der Händler scheint die Frau aufzufordern, in den Spiegel zu schauen... Dann dreht er den Spiegel einmal um seine Achse...
Erstaunt blickt die Frau in ihr lächelndes Gesicht - und verlässt glücklich den Stand... Den Spiegel verstaut der Händler wieder im Regal...
*Gleich bist du an der Reihe - und vielleicht überlegst du dir jetzt schon, was du tauschen könntest... Aber noch hast du etwas Zeit...*

Zwei kleine Jungen stehen nun vor dem Händler... Der eine holt ein Säckchen mit Wüstensand aus seiner Hosentasche. Der andere überreicht dem Händler - mit ernstem Gesicht - einen kleinen Zettel...

Den Wüstensand tauscht der Händler in einen ordentlichen Sack Reis...
Dem Jungen mit dem Zettel überreicht der Mann ein reich verziertes Buch...
Und der Junge strahlt über das ganze Gesicht...

Nun bist du dran... Was möchtest **du** tauschen?
Du weißt - es darf wirklich alles sein... Alles.
Sag es nun in Gedanken dem Händler...

Belastet dich etwas? *Gib es ab*
Beschwert dich etwas? *Trenne dich davon*
Was wünschst du dir? *Nimm es jetzt an...*

Du hast es geschafft...! Du hast es einfach ausgetauscht...
Glücklich verlässt du den Stand...

Am Teezelt - nebenan - wehen luftig die Sonnensegel...
**Jetzt** eine schöne Tasse Tee... Du machst es dir bequem, bestellst deinen Lieblingstee - der auch sogleich serviert wird - und lehnst dich entspannt zurück... Mit jedem Schluck des wundervollen Tees genießt du mehr und mehr deine neue Errungenschaft...

~ *Und vielleicht freust du dich schon jetzt darauf, sie mit in dein Leben zu nehmen und dort einzusetzen* ~

Verträumt schaust du dem bunten Treiben auf dem Bazar zu - und wirst immer ruhiger und ruhiger...
Zugleich wächst deine Vorfreude, das Neue und Gute auszuprobieren...
Irgendwann dann beschließt du, dass es Zeit für die Heimreise wird...

Die Sonne steht tief - und wirft ihre langen, goldenen Strahlen über die Stadt... Du siehst dich noch einmal in Ruhe um - prägst dir alles gut ein und freust dich auf ein nächstes Mal… Es ist **so** schön hier…

RhPh

Langsam breitest du deine Arme aus - und lässt dich heben - von warmen Winden heben - und tragen… Siehst nun alles von oben: den Marktplatz, die Stadt, die grüne Oase, die riesige Wüste…

Und während du das alles siehst, sagst du dir:

[ ~ *Von nun an geht es mir immer besser und besser*
*Ich bin durch und durch kerngesund* ~ ]

Frei wie ein Vogel fliegst du zurück - durch Raum und Zeit - ins Hier und Jetzt... Kehrst zurück in diesen Raum - und tauchst ein - voller Freude - in deinen Körper - den du nun ausfüllst - vollkommen ausfüllst.
Bewusst und hellwach...
Bewege deine Hände und Füße - deine Arme und Beine - recke dich, strecke dich - und spüre, **wie** gut es dir nun geht...

Bei den Tempeltänzerinnen

▶▶...Etwas abseits des Trubels entdeckst du in einer Mauer ein kleines goldenes Tor... Als du das Tor erreicht hast, siehst du, dass sich dahinter ein wunderschöner Garten befindet... Du öffnest das Tor - und trittst ein.

Vor deinen Augen entfaltet sich die ganze Herrlichkeit der orientalischen Gartenkunst... Gleich zur Begrüßung weht dir der herrliche Duft von Flieder, Jasmin, Lavendel und Oleander entgegen - und du atmest **tief**...

Etwas zögerlich gehst du über die gepflegten Wege - und bestaunst den prächtigen Palastgarten... Prunkvolle Säulen mit ornamentalen Mustern; Mosaike in den schönsten Farben: leuchtendes Kobaltblau, Weiß und glänzendes Gold... Riechst du das? Selbst die Pfirsich- und Orangenbäume tragen ihren Duft zu dir herüber... Es ist warm - sehr warm…
Doch wohin du gehst und schaust, findest du Seerosenteiche - und wasserspendende Brunnenschalen, die die Hitze angenehm mildern...

Dann hörst du fröhliches Lachen und helle Stimmen... Unter einem schattigen Pavillon entdeckst du eine Gruppe Frauen - Tänzerinnen mit langem schwarzen Haar und wundervollen Kostümen... Braune Bäuche, funkelnde Augen, hauchzarte Stoffe und schillernde Pailletten...
*Irgendwoher spielt Musik*
Die Tänzerinnen dehnen sich, sie proben, lachen - und bewegen sich wunderbar leicht zu den orientalischen Klängen...

Fasziniert beobachtest du ihre Tanzschritte, den weichen Schwung der Hüften, das anmutige Kreisen ihrer Hände...

Dann bemerken die Frauen auch dich... Sie winken und rufen dich zu sich heran - und ihre Stimmen sind so einladend... Du hast das Gefühl, dass sie schon auf dich gewartet haben - nur noch auf **dich** gewartet haben - und nun sehr froh sind, dass du endlich da bist...
Und schon bist du Teil der Gruppe. Liebevoll betrachten die Tänzerinnen dich und beginnen, dein Haar zu bürsten... *Sie machen dich schön*

Langsam helfen sie dir, dich deiner alten Kleidung zu entledigen.
Doch mit jedem abgelegten Teil bekommst du schon ein neues...
Du begreifst, dass du nun Stück für Stück in das Kostüm der Tempeltänzerinnen gekleidet wirst - und etwas verändert sich...
Etwas verändert sich in dir...
Mit jedem alten Kleidungsstück, das du ablegst, fühlst du dich freier...
Und mit jedem neuen Teil des Kostüms fühlst du dich beweglicher, elastischer und leichter...

Während die Frauen dich begeistert in bunte, schillernde und federleichte Stoffe kleiden, versuchst du unauffällig, ein paar Bewegungen der Tänzerinnen nachzuahmen... Und es gelingt dir...

Dann legen dir die Frauen Schmuck an... Goldene Armreifen - leicht und fein gearbeitet - Ketten und Goldschmuck fürs Haar...
Und etwas Unglaubliches geschieht... Mit jedem Schmuckstück, das dir angelegt wird, fühlst du mehr und mehr die Kunst des Tempeltanzes in dir...
In jedem Muskel, in deinem Blut - und in jeder Zelle deines Körpers...
So, als ob du nie etwas anderes getan hättest - als tanzen...

Zuletzt legt dir eine der Frauen einen Schleier in die Hand...
Nun bist du von den übrigen Tänzerinnen nicht mehr zu unterscheiden.
Du hast nur noch einen Wunsch: Du willst tanzen...

Gemeinsam verlasst ihr den Pavillon. Ganz in der Nähe betretet ihr eine bunte, mosaikene Tanzfläche... Du kennst deinen Platz - weißt genau, was du tun musst - kennst jeden Tanzschritt...

Weich bewegst du deine Hüften... Deine Hände kreisen... Du führst den Schleier gekonnt durch die Luft - und sicher finden deine Füße ihren Weg über die Tanzfläche - ganz von allein... Ihr tanzt, bis der Abend kommt...

Die Sonne beginnt zu sinken - und taucht euch und den Garten in rot-goldenes Licht... Die Schatten werden länger - und ihr wiegt euch immer noch in weichen Bewegungen... Wiegt euch, bis der Mond und Abertausende von Sternen der Sonne gute Nacht sagen - und sie - mit hellem Licht - ablösen - bis der nächste Tag erwacht...

Es wird langsam Zeit, dich zu verabschieden...
Lieb nehmt ihr euch in die Arme - und versprecht euch, ganz sicher bald wieder miteinander zu tanzen - hier im Palastgarten - beim Pavillon...

RhPh

Langsam breitest du deine Arme aus - und ein warmer Wind hebt dich auf - trägt dich empor… Die Frauen winken zum Abschied und rufen dir die besten Wünsche nach...
Du siehst nun alles von oben: den herrlichen Palastgarten, den Marktplatz, die Stadt, den grünen Ring aus Palmen - und die riesige Wüste...
Vielleicht ist es dieser Augenblick, in dem du dir sagst:

[ ~ *Mein Herz ist groß und hat Platz für viele Menschen* ~ ]

Frei wie ein Vogel fliegst du zurück - durch Raum und Zeit - ins Hier und Jetzt... Kehrst zurück in diesen Raum und tauchst voller Freude ein - in deinen Körper - den du nun ausfüllst - vollkommen ausfüllst...
Bewusst und hellwach...
Bewege deine Hände und Füße - deine Arme und Beine - recke dich, strecke dich und spüre **wie** gut es dir nun geht..

## Das Theater

▶▶▶... Eine Bühne - ein Theater unter freiem Himmel...
Einer der Schausteller verkündet gerade, dass die Vorstellung in wenigen Augenblicken anfangen wird... Vor der Bühne liegen überall bequeme Kissen und Matten. Also machst du es dir hier - mit anderen Besuchern - auf den bequemen Kissen gemütlich...

Der Vorhang öffnet sich und das Schauspiel beginnt...
Das Bühnenbild ist originell und liebevoll gestaltet, die Schauspieler tragen prächtige Kostüme und unterhalten das Publikum nach allen Regeln der Kunst... Du kannst dich kaum sattsehen an der bunten Farbenpracht...
*Bilder aus 1000 und 1 Nacht*

Vielleicht siehst du dem „kleinen Muck“ bei seinem Triumpf über den Großvisier zu... Vielleicht hoffst du mit dem „Dieb von Bagdad“ oder du tauchst ein - in die Welt von „Aladin“ und seiner Wunderlampe...
*Bunte Bilder kommen und gehen*
Schwer sinken deine Glieder in die weichen Kissen - und du gibst nach - lässt dich sinken - in Träumen versinken... Immer tiefer und tiefer...
Bis zur völligen Entspannung... Bis du ganz und gar versunken bist - in eine Welt der Träume, der Ruhe und vollkommenen Harmonie...

**-D**ann wirst du sanft geweckt. Ein kleines Kätzchen schnurrt leise um deine Beine... Blinzelnd öffnest du deine Augen... Weich tretelt das Kätzchen in die Kissen - und lächelnd streichst du ihm über das seidige Fell...
Das Schnurren des Kätzchens wird lauter...

Wie tief hast du in den Kissen geträumt? Du siehst dich auf dem Marktplatz um... Es ist ganz ruhig... Das Licht ist gedämpft - und alles liegt still...
Die Theaterbühne ist leer, der Vorhang geschlossen...
Letzte Händler packen ihre Waren ein und räumen friedlich ihre Stände zusammen... Das Kätzchen schnurrt noch immer - und putzt gewissenhaft sein seidiges Fell... Die Sonne steht tief - und wirft ihren honiggoldenen Glanz auf die Dächer der Stadt...

Du streckst dich noch einmal auf deinen Kissen aus...
*Die Bewegung tut dir gut*
Sieh mal nach oben: Die ersten Sterne funkeln über dir...
Der Himmel leuchtet in dem tiefsten Türkis, das du jemals sahst...

Langsam wird es Zeit... Mit einem **tiefen** Atemzug bereitest du dich nun auf deine Heimreise vor - und löst dich aus den weichen Kissen...

Schau noch einmal um dich - und vielleicht machst du
in deiner Fantasie ein Erinnerungsfoto - für später - und sagst dir:

[ ~ *Ich bin nun bereit, meine Talente und Fähigkeiten zu entdecken und werde Inspirierendes mit an mein Wachbewusstsein transportieren* ~ ]

RhPh

Weit öffnest du deine Arme - und lässt dich heben - lässt dich hoch hinauf tragen - bis du spürst, dass ein warmer Wind dich sicher in seine Arme nimmt - und trägt... Dich trägt, bis du wieder allein fliegen kannst...

Die Stadt wird immer kleiner - und die Wüste scheint sich auszudehnen...
Du schwebst höher und höher -
bist umgeben vom Türkis des Abendhimmels... Weit, weit hinten am Horizont siehst du die Sonne glutorange untergehen...
Still-schwebend genießt du diesen Anblick einen Moment...

Doch dann entscheidest du dich, zurück nach Hause zu fliegen...
*Vom Dort ins Hier - vom Irgendwann ins Jetzt*
Du kehrst zurück in diesen Raum - zurück in deinen Körper - mit deiner ganzen Aufmerksamkeit...
Wunderbar entspannt nimmst du deine Umgebung - mit all deinen Sinnen - wieder wahr...
Recke dich, strecke dich - und atme **tief** durch...

Entspannung **Lebensmut** Heilung **Inspiration** Wandlung
**Hoffnung** Schöpferische Kraft **Neubeginn** Energie **Entdeckung**

## Die steinerne Wüste

VEPh

Entspanne deinen Körper - deinen ganzen Körper - gib ihm Raum...
Gib auch dir Raum... Raum zum Atmen…
Und während du ruhig ein- und ausatmest, entspannen deine Muskeln immer mehr - entspannt dein ganzer Körper immer mehr...
Sei dir bewusst - dein Atem bringt dich in eine tiefe Entspannung - immer mehr und mehr...
*~ In diesem entspannten Zustand bist du dennoch wach und aufmerksam ~*
Lass uns gemeinsam eine Reise unternehmen...

Steige auf - immer höher und weiter - bis du weit oben deine Arme zu Flügeln öffnen kannst - und davonfliegst... An einen verborgenen Ort...
*Es ist nicht immer leicht - aber du kannst etwas ändern -*
*du kannst immer etwas ändern*

Frei und unbestimmte Zeit fliegst du durch die Weiten des endlosen Himmels...
Doch irgendwann siehst du unter dir eine dichte, graue Wolkendecke.
Und du weißt genau: darunter befindet sich dein Reiseziel...
Also lässt du dich g a n z l a n g s a m sinken...

Du sinkst in die Wolkendecke hinein - durch sie hindurch - und wie eine Feder, die einfach fällt - schwebst du zur Erde - bis du angekommen bist...

Du landest in einer großen, grauen Steinwüste...
Schau dich um... Eine trostlose Gegend... Hier ist wirklich nichts - außer Stein, Staub und Sand... Du fragst dich vielleicht: Warum bin ich ausgerechnet **hier** gelandet? Und ein wenig ratlos blickst du um dich... Doch irgendetwas tun - ist besser als nichts tun - also beschließt du erst einmal zu gehen - In irgendeine Richtung...

Der Himmel ist grau und düster - und obwohl wolkenschwer, scheint es hier nie zu regnen - die Erde ist rissig, spröde und ausgedörrt...

Du gehst weiter... Immer weiter...

Was ist das? Dort vorn, in der Erde, ist deutlich eine Vertiefung zu erkennen. Neugierig näherst du dich... Es scheint eine Höhle - oder ein Stollen zu sein... Jetzt bist du ganz nah - und stehst staunend vor dem „Loch" in der Steinwüste...
Kristallene Stufen, jede in einer anderen Farbe, führen in ein unterirdisches Gewölbe... *Sieben kristallene Stufen*
Und da es deine Reise ist, alles einen Sinn hat, und dir hier **nur** Gutes widerfährt, setzt du deinen Fuß auf die erste - und rote - Stufe...

Kaum stehst du mit deinem ganzen Gewicht auf der Stufe, beginnt sie zu leuchten... Ein kristallenes, rotes Licht...
Du betrittst die zweite Stufe zum unterirdischen Gewölbe - und diese Stufe leuchtet orange...
Die dritte Stufe leuchtet gelb...
Und das warme Licht der drei Stufen beleuchtet das Gewölbe wie ferner Feuerschein...
Als du die vierte Stufe betrittst, leuchtet sie hellgrün - und du kannst erahnen, wo du bist...
Die fünfte Stufe mischt sich hellblau ein und lässt dich die Größe des Gewölbes erkennen...
Die sechste Stufe leuchtet tief-dunkelblau und du siehst Türen - in steinernen Wänden...
Das Licht der siebenten Stufe erhellt das Gewölbe fast dem Tageslicht gleich - nun da alle Stufen leuchten...

Du zählst drei Türen... Jede trägt ein Schild. Auf dem ersten liest du: „Kopfkino". Die zweite Tür trägt ein Schild mit der Aufschrift: „Verzeihung" und an der dritten steht: „Spiegellicht".

*Du kannst nun wählen...*
*Durch welche der drei Türen möchtest du als erstes gehen?*
*Die Tür mit dem Schild „Kopfkino"? Dann lies gleich hier beim nächsten ▶ Pfeil weiter...*
*Jene mit der Aufschrift „Verzeihung"? Dann blättere zur Seite 181 zu den zwei ▶▶ Pfeilen*
*Oder die dritte Tür - auf der „Spiegellicht" geschrieben steht...*
*Dann blättere zu den drei ▶▶▶ Pfeilen auf Seite 183*

Kopfkino

▶... Du willst die Tür öffnen, doch sie ist verschlossen...
Siehst du den Schüssel im Schloss? Ganz leicht lässt er sich von dir herumdrehen... Ein leises „Klick" verrät dir, das Schloss ist nun geöffnet.
Drücke die Klinke hinunter und öffne die Tür weit...
Du gehst durch die geöffnete Tür und betrittst einen langen Gang...
*Ein Gang der Erinnerungen*

Weicher Teppichboden unter deinen Füßen - die Wände sind mit seidig-schimmernden Stofftapeten bespannt...
Und überall an den Wänden siehst du Fotografien... Fotografien aus deinem Leben... Sorgfältig gerahmt und chronologisch sortiert...
Langsam gehst du den Gang entlang. Viele der Fotografien sind dir bekannt - und du hast sie auch in deinem Fotoalbum - doch einiges hattest du vergessen... Staunend betrachtest du die vielen Bilder - dein ganzes Leben als Fotogalerie...
Im hinteren Teil des Ganges, vor einer geöffneten Flügeltür, siehst du ein paar Leute stehen, die dir schon erwartungsvoll entgegenblicken...

Du gehst weiter...
Als du nahe genug heran bist, liest du neben der Tür: Kinosaal...
Die freundlichen Menschen vor dem Kinosaal stellen sich dir als Regisseur oder Regisseurin, Produzent, Filmvorführer, Kameramann, Beleuchter und Maskenbildnerin vor - und scheinen recht erleichtert zu sein, dass du den Weg endlich gefunden hast...

Sie bitten dich, den Film, den du gleich sehen wirst, zu bearbeiten und zu verbessern... Das gesamte Filmteam schätzt dich als hervorragenden Kritiker und wird deine Vorschläge und Wünsche sofort umsetzen...
Du erfährst, dass du alle Freiheiten hast - ein kurzes Handzeichen während der Vorführung würde genügen... Du kannst jedes Szenenbild umgestalten, die Kameraführung und den Schnitt ändern... Die Texte und Dialoge der Darsteller verändern und sogar Rollen umbesetzen...

Das Filmteam verlässt sich ganz auf deinen Geschmack und dein Gefühl...

Ihr betretet gemeinsam den Saal - und du machst es dir in einem der Kinosessel bequem...
Das Licht wird gedimmt, die Leinwand wird hell - und der Film beginnt...
Die ersten bewegten Bilder...
Es ist nur ein Film...
Ein Film aus deinem Leben... Der Film zeigt eine Szene aus deinem Leben, die zu den schwierigeren gehört... Vielleicht warst du hier traurig oder enttäuscht - oder hättest es gern besser gemacht...
Es ist nur ein Film...

Bitte den Filmvorführer, den Film nochmals zu starten...

Jetzt bist du konzentriert - und jederzeit bereit, den Film durch ein Handzeichen zu stoppen - und die Szene zu verändern. Lass dir die Zeit, die du brauchst - entscheide spontan oder nach reiflicher Überlegung, wie diese Einstellung oder jener Wortwechsel zu verbessern ist...
Du kannst dir sogar jede Szene in Zeitlupe vorspielen lassen...
Mach es ganz in Ruhe und konzentriere dich auf deine Aufgabe... ...

Bist du fertig? Falls noch nicht - dann mache weiter... ...

Dann, irgendwann hast du es geschafft...
Zufrieden verlässt du den Kinosaal... Das Filmteam wartet schon freudig auf dich... Jeder möchte sich bei dir bedanken und gratuliert dir zu deiner tollen Arbeit. Anerkennend bestätigt dir jeder Einzelne, dass du wirklich der beste aller Filmkritiker bist, jederzeit wiederkommen kannst und noch andere Filme bearbeiten kannst - wenn du möchtest...

Herzlich verabschiedet ihr euch voneinander - Tief in dir das Gefühl, etwas Gutes und Wichtiges getan zu haben - gehst du den Gang entlang - zurück zur Tür und betrittst wieder das Gewölbe...

RhPh

Noch immer ist das Gewölbe taghell beleuchtet...
Du gehst die farbigen Stufen wieder hinauf - und alles hat sich verändert.
Die Sonne scheint dir entgegen - der Himmel strahlt im schönsten Blau...
Es fiel wohl warmer Regen, denn aus den Erdrissen sprießen Blumen und überall leuchtet es lebendig grün.
Die steinerne Wüste ist begrünt, beblumt, belebt...
Die Natur hat sich wie ein grünes Netzt ausgebreitet...
*Und du weißt: du hast immer die Wahl - du entscheidest*

Und du entschließt dich, dass es nun Zeit für die Rückkehr wird...
Mit ein wenig Schwung stößt du dich mit deinen Füßen vom Boden ab - steigst auf - immer höher und höher - bis du - weit, weit oben - deine Arme wieder zu Flügeln öffnest und nach Hause fliegst...
Kehre zurück in diesen Raum - in deinen Körper… Bewege deine Hände und Füße - deine Arme und Beine - recke und strecke dich und spüre die wunderbare Veränderung in dir…

Verzeihung

►►… Du willst die Tür öffnen, doch sie ist verschlossen...
Siehst du den Schüssel im Schloss? Ganz leicht lässt er sich von dir herumdrehen... Ein leises „Klick“ verrät dir, das Schloss ist nun geöffnet.
Drücke die Klinke hinunter und öffne die Tür weit...
Du gehst durch die geöffnete Tür und helles Sonnenlicht strahlt dir entgegen - und an deinen Füßen spürst du warmen, weichen Sand...
Du bist an einem Strand - weit und leer...
Das nahe Meer ist ruhig und kristallblau...
Du schaust nach links: nur Strand und Wasser...
Du schaust nach rechts: auch dort nur weiter Strand und Wasser...
Vielleicht ruhst du dich ein wenig aus... Also setzt du dich in den warmen, weichen Sand und blickst aufs Meer hinaus...

Nach einer Weile siehst du am Horizont einen kleinen Punkt...
Was ist das? Der Punkt wird größer und du erkennst ein Segelboot...
Wie ein weißes Fähnchen nähert es sich friedvoll dem Strand...
Das Segelboot kommt langsam näher… Du kannst darin einen Menschen erkennen... Erst nur die Silhouette...
Das Segelboot kommt gemächlich immer näher - und näher - und näher...

Wer ist das? Wer steuert das Boot?
Dann hast du eine Ahnung... Ist darin vielleicht ein Mensch, dem du etwas verzeihen könntest? Oder ein Mensch, den du um Verzeihung bitten könntest?
Das Boot ist nun nah genug, dass du erkennst, wer es ist...
Auch wenn es in der Vergangenheit nicht immer einfach war - fühlst du doch eine kleine, stille Freude in dir...
Wenn du möchtest, kannst du diesem Menschen helfen, das Boot an Land zu ziehen... Vielleicht wartest du auch bis er bei dir ist - und sich zu dir in den Sand setzt...

So sitzt ihr eine ganze Weile nebeneinander...

Vielleicht sagst du dem Menschen etwas...

Vielleicht sagt der Mensch etwas zu dir...

Vielleicht blickt ihr euch an - oder seht in dieselbe Richtung -

schaut aufs Meer hinaus - lasst Sand durch eure Finger rieseln und lauscht dem Gleichton der leise rollenden Wellen...

Irgendwann fühlt es sich besser an... Alles fühlt sich irgendwann besser an...

Dann verabschiedet ihr euch voneinander... Vielleicht bis bald...

Mit einem wirklich guten Gefühl gehst du zurück zur Tür und betrittst wieder das Gewölbe...

RhPh

Noch immer ist das Gewölbe taghell beleuchtet...
Du gehst die farbigen Stufen wieder hinauf - und alles hat sich verändert.
Die Sonne scheint dir entgegen - der Himmel strahlt im schönsten Blau...
Es fiel wohl warmer Regen, denn aus den Erdrissen sprießen Blumen und überall leuchtet es lebendig grün.

Die steinerne Wüste ist begrünt, beblumt, belebt...
Die Natur hat sich wie ein grünes Netz ausgebreitet...
*Und du weißt: du hast immer die Wahl - du entscheidest*

Und du entschließt dich, dass es nun Zeit für die Rückkehr wird...
Weich stößt du dich mit deinen Füßen vom Boden ab - steigst auf - immer höher und höher - bis du - weit, weit oben - deine Arme wieder zu Flügeln öffnest und nach Hause fliegst...
Kehre zurück in diesen Raum - in deinen Körper… Bewege deine Hände und Füße - deine Arme und Beine - recke und strecke dich und spüre die wunderbare Veränderung in dir…

Spiegellicht

▶▶▶… Du öffnest die Tür und betrittst einen gemütlichen Raum in deinem Innern...
Ein Stuhl, ein Tisch - und eine Kerze, die den Raum beleuchtet...
Vielleicht setzt du dich erst mal und schaust dich in Ruhe um...
An der Wand gegenüber dem Tisch siehst du einen großen Wandspiegel...
Du siehst den Spiegel - doch nicht dich, denn eine dünne Staubschicht hat den Spiegel blind gemacht...

Du stehst auf und gehst zum Spiegel... Vorsichtig streichst du über das Glas - und beginnst den Staub zu entfernen... Du streichst über das Spiegelbild deiner Haare - zärtlich und voll Sanftmut... Und du siehst dein Haar glänzen...
Streichst über dein Gesicht im Spiegel - sanft und tröstend... Und deine Augen beginnen zu leuchten, deine Wangen röten sich und du lächelst...
Du streichst über das Bild deiner Schultern, deiner Arme und Brust - atmest befreit durch und hebst deinen Brustkorb...
Beruhigend streichst du über das Spiegelbild deines Bauches und deines Beckens... Und dir ist ganz warm - tiefe Freude erwacht in dir...
Du streichst über das Spiegelglas und siehst deine Beine und Füße...
Richtest dich auf, stehst aufrecht - und das, was du siehst - sieht gut aus...
Und das, was du fühlst - fühlt sich gut an...
Zufrieden betrachtest du dein Spiegelbild... Du drehst dich ein wenig - da fällt der Schein des Kerzenlichts in den Spiegel...

Und erst jetzt siehst du dich im reinsten Licht... Und dieses Licht ist aus vollkommener Liebe geboren... Das, was du siehst, ist so rein, so schön und liebenswert, dass du dich immer daran erinnern wirst.

Tief in dir das Gefühl, etwas Wunderbares erfahren zu haben, gehst du zurück zur Tür und betrittst wieder das Gewölbe...

RhPh

Noch immer ist das Gewölbe taghell beleuchtet...
Du gehst die farbigen Stufen wieder hinauf - und alles hat sich verändert.
Die Sonne scheint dir entgegen - der Himmel strahlt im schönsten Blau...

Es fiel wohl warmer Regen, denn aus den Erdrissen sprießen Blumen und überall leuchtet es lebendig grün.
Die steinerne Wüste ist begrünt, beblumt, belebt...
Die Natur hat sich wie ein grünes Netzt ausgebreitet...
*Und du weißt: du hast immer die Wahl - du entscheidest*

Und du entschließt dich, dass es nun Zeit für die Rückkehr wird...
Mit ein wenig Schwung stößt du dich mit deinen Füßen vom Boden ab - steigst auf - immer höher und höher - bis du - weit, weit oben - deine Arme wieder zu Flügeln öffnest und nach Hause fliegst...

Kehre zurück in diesen Raum - in deinen Körper - bewege deine Hände und Füße - deine Arme und Beine - recke und strecke dich und spüre die wunderbare Veränderung in dir...

Entspannung **Lebensmut** Klarheit **Reinigung** Wärme Geborgenheit
**Heilung** Inspiration **Energie** Intuition Körpergefühl **Kraft** Ruhe

## Heilende Quellen

VEPh

Hast du dafür gesorgt, dass du nun Zeit und Raum nur für dich hast - dass du ungestört bleibst? Gut...
Wenn du Verspannungen, Schmerzen oder Blockaden hast, kannst du dich nun von ihnen lösen...
Vielleicht nur für einen Moment oder ein paar Stunden - oder für immer...

Strecke dich lang aus... Deine Schultern weit und entspannt - deine Arme und Beine gelöst und locker...
Atme zwei- bis dreimal tief - und bewusst **langsam** - ein und aus...
Spüre, wie dein Atemfluss sich reguliert...

Gedanken werden leiser, verblassen, verwehen -
mit dem Ausatmen - ganz still...
Öffne dich nun den Dingen, die dir gut tun...

RW + RZ

Begib dich - in deiner Fantasie - an einen wunderschönen Ort in der Natur...
Das kann einen Augenblick dauern - doch dann findest du dich wieder, inmitten einer herrlichen Berglandschaft. Sieh dich in Ruhe um...
Waldige Höhen, grüne Hänge, schroffe Felsen - und es ist warm...

Wenn du in die Ferne schaust, kannst du erkennen, wie deutlich sich die schneebedeckten Gipfel vor dem strahlend blauen Himmel abzeichnen...
Die Sonne bringt die Schneefelder - an den steinernen Hängen - zum Leuchten... Und du atmest die reine, frische Bergluft...
Endlich hast du Zeit - nur für dich...
Gut gelaunt streifst du fröhlich durch die Natur - gehst querfeldein - und genießt deine freie Zeit in vollen Zügen...
Wann immer dir danach ist, machst du eine kleine Pause...
Vielleicht setzt du dich auf eine Bank - öffnest deine Proviantdose - und siehst einigen kauenden Kühen beim gemütlichen Grasen zu...
Und dann geht es gestärkt weiter...

Du bist gerade ein paar Schritte gegangen, da entdeckst du einen Schaukasten - darin eine alte Wanderkarte...
Die Karte weist dir den Weg zu den „heilenden Quellen von Pöschwiesl"
- den Namen kannst du nicht lesen...
Sonne, Witterung und die Zeit haben der Karte mitgespielt - aber die Wanderroute ist noch gut zu erkennen...

Das Ziel ist ein Berg, dessen Gipfel ganz flach ist - die Zeichnung auf der Karte zeigt das deutlich - und du liest weiter:

...seit vielen tausend Jahren sprudeln hier, auf dem steinernen Plateau, heilende Quellen, die jedem Besucher Labsal und Ruh´ bescheren...

Das hört sich gut an - also machst du dich auf den Weg...
Alles um dich herum ist grün und blüht... Der Tag herrlich sonnig - und der Weg leicht zu finden...

Du wanderst über grüne Weiden, über steinige Wege und durch schützende Wälder... Doch dann, irgendwann, stehst du am Fuß des Berges...
Und genau wie auf der Zeichnung der Wanderkarte, ist sein Gipfel völlig flach... Dein Blick wandert die grünen Hänge des Berges empor...
Ja - es ist noch ein Stück zu gehen, aber von dort oben hast du sicher eine großartige Aussicht...

Wie wird es wohl sein, wenn du den Gipfel erreicht hast?
Freudig beginnst du den Aufstieg - und du bist dir ganz sicher, dass du es schaffen wirst. Das schöne Wetter und die Vorfreude machen es dir leicht - und du genießt jeden einzelnen Schritt - auf deinem Weg zum Gipfel...

Nur noch ein paar Schritte - und voller Freude erklimmst du die letzten Meter zum Gipfel... *Falls du noch Schuhe anhast, kannst du sie jetzt ausziehen*

Dann bist du oben... Der Stein ist ganz warm - und du spürst seine glatte, griffig-matte Oberfläche... *Ein gutes Gefühl, dein Ziel erreicht zu haben*

Entspannt schweift dein Blick über die Weiten des Landes...
Sieh - das wunderschöne Panorama...

*~ Dreh dich einmal um dich selbst ~*

Siehst du dort die fernen Gebirgsketten? Und kannst du dort hinten das Meer erkennen? Genieße einen Moment deine neue, freie Sicht... Dann blickst du über das steinerne Plateau...
*Es ist viel größer als du dachtest*
Schau dich um - überall im Stein glitzert und funkelt Wasser...
Du siehst Wasserbecken: große, kleine, flache - und tiefere...
Einige Quellen sprudeln munter wie Springbrunnen... Wassersäulen steigen auf - funkelnde Wasserperlen fallen - und tanzen über die Oberfläche...

In einigen Becken blubbern luftige Blasen - und verwandeln das Wasser in muntere Sprudelbäder... Andere sind ganz still - und tief in ihren Becken strömen ruhig und pulsierend die Quellen...

Suche dir eine der heilenden Quellen aus...
Lege Störendes ab - und gleite in das warme Wasser...
Lass dich von dem warmen Wasser tragen - und umspülen...
Lass dich treiben...

Hier hast du es ganz leicht... Dein Kopf s c h w e b t im warmen Wasser...
Lass dich von der sprudelnden Kraft der Quelle massieren...
Spürst du die angenehme Massage? Die Quelle massiert dich genau dort - wo es für dich angenehm ist... Das Wasser der Quelle löst Blockaden, Verspannungen und Schmerzen auf...

Und du kannst dem Wasser alles mitgeben, was dir überflüssig erscheint...
Das Wasser **spült** es aus dir heraus - **spült** es von dir ab...

Fühle dich getragen‿rein, entspannt und schwerelos‿liegst du in deinem Becken... Und immer wieder strömt frisches Wasser aus der Quelle in das Becken - und verbrauchtes fließt ab - über ein Rinnsal - im Stein...

Das Wasser fließt den Berg hinab - und weit, weit unten versickert es im Tal, wird gefiltert - und steigt dann wieder auf - zu den Quellen...
Der ewige Kreislauf...

Still vergehen so die Stunden... Tiefrot leuchtet der Himmel - und die Abendsonne ergießt sich purpurn über den Berg, die Quellen und dich...

*~ Du kannst die heilende Kraft des Wasser jederzeit spüren - wenn du mit Wasser in Berührung kommst ~*

Es ist immer noch wunderbar warm... Der Stein hat die Hitze des Tages gespeichert - und du fühlst dich jetzt herrlich rein und erfrischt...

Du gleitest aus dem Becken - und legst dich gelöst - und völlig entspannt – auf den warmen Stein... Lass dich trocknen - von den späten Sonnenstrahlen - und der lauen, warmen Abendluft...

Doch irgendwann schleicht auch der Abend sich davon - und macht Platz für die Nacht - einer warmen Nacht...
Über Gipfeln erscheint der Mond - und taucht den Berg, die Quellen und dich in silbernes Licht... Und du schöpfst neue Kraft - für die Zeit danach...

RhPh

Mache dich nun bereit für die Rückreise...
Über dir der Mond - und du breitest deine Arme zu Flügeln aus -
lässt dich heben und tragen...
Und du siehst, das Licht des silbernen Mondes spiegelt sich in jeder einzelnen Quelle... Hundertfach siehst du nun den Mond...
Du schwebst hoch empor... Unter dir glitzert das Wasser - funkeln die Quellen - du schwebst immer höher und höher - und das ganze Plateau funkelt wie ein Diamant in der Dunkelheit...
Vielleicht ist das der Augenblick, in dem du dir sagst:

[ ~ *Ich habe in mir die Fähigkeit entdeckt, mich von Dingen zu lösen, die mich behindern* ~ ]

Und nun verlasse deine Bilderwelt... Tauche auf -
und kehre zurück ins Hier und Jetzt... Nimm deinen Körper
ganz bewusst wahr... Bewege deine Hände, deine Füße,
Arme und Beine... Recke und strecke dich lang aus...
Öffne deinen Mund - und wenn dir danach ist - dann gähne...
Spürst du, wie herrlich feucht deine Augen nun sind?
Tränen versorgen deine Augen mit Nährstoffen und klären die Sicht...
Wenn du nun entspannt und klar um dich schaust, wirst du sehen,
wieviel besser es dir geht...

Entspannung Einkehr Lebensmut Reinigung Inspiration Kraft
Entdeckung Wandlung Erkenntnis Klarheit Neuordnung

## Reise ins Himalaya-Gebirge

VEPh

Lehne dich zurück und entspanne...
Atme so, dass du dich - mit dem Ausatmen - von allem lösen kannst...
Gib ab - und lass los... Einfach so... Lass dich tragen - bis du spüren kannst, wie es ist - getragen zu werden...
Vertraue der Kraft - die dich trägt... Der großen, warmen Kraft, die dich aufhebt - dich an ferne Orte tragen kann...
Und vielleicht kannst du es jetzt schon deutlich spüren...

Lass alles hinter dir - und steige auf - wirf alles Beschwerende ab...
Du bist leicht‿und ganz‿sicher gelangst du so an einen anderen Ort - ein Ort der Ruhe, der Kraft und Tradition...

Vielleicht schließt du - [ für nur eine Sekunde ] - deine Augen...

RW

Weit, weit oben gleitest du nun durch einen endlos blauen Himmel - lässt dich tragen - von warmen Luftschichten sicher tragen - und leiten von seichten Brisen und lauen Winden -

RZ

bis eine **riesige** Gebirgslandschaft in Sicht kommt...

Vor vielen Millionen Jahren stießen die Kontinentalschollen Indiens und Eurasiens zusammen - und warfen das höchste und zugleich jüngste Gebirge der Erde auf - das Himalaya Gebirge...

Im schwerelosen Gleitflug sinkst du tiefer - und tiefer - und tiefer...
Irgendwo zwischen Indien, Pakistan, Nepal und Tibet landest du auf einer weiten, grünen Hochebene...
Nimm erst mal deine neue Umgebung wahr...
Der Himmel hier oben ist von einem ungewöhnlich klarem Blau - und du spürst, dass du der Sonne näher bist - als anderswo...

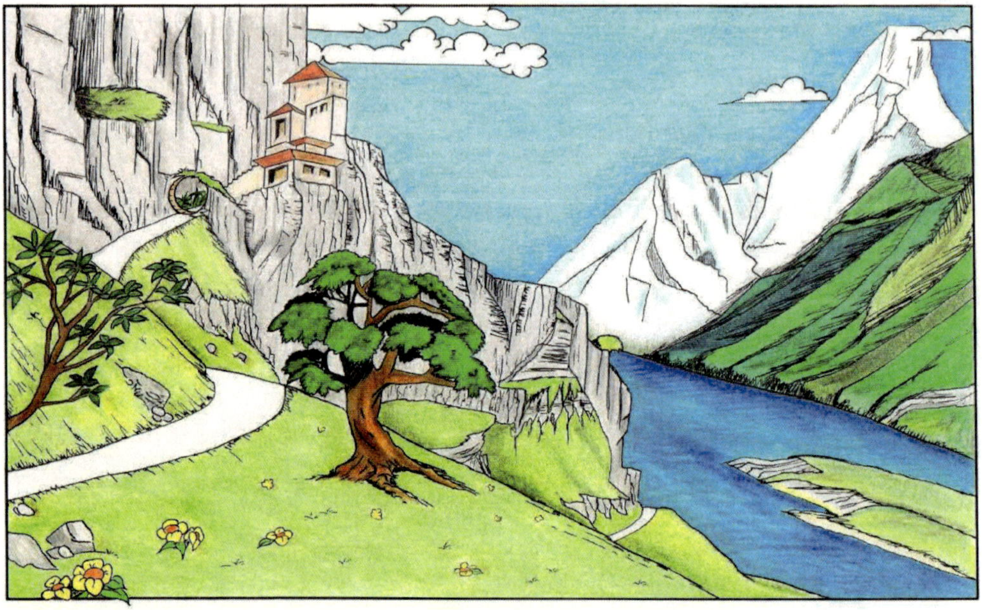

Langsam drehst du dich - und betrachtest das beeindruckende Panorama... Die Gletscherriesen thronen im Glanz der Sonne - und sind von **so** blendendem Weiß, dass du eine Hand schützend über deine Augen hältst...

Du bist weit oben - aber es geht noch höher...

Siehst du den Weg ganz in deiner Nähe?
Es ist ein Pilgerpfad - ganz hell, fast weiß - der durch die traumhafte Landschaft des Himalaya - zu einem Kloster führt...

Von deinem Standpunkt aus kannst du das Gebäude - hoch oben in den Bergen - gut erkennen... Groß - und ein wenig verschachtelt - ist es in den Fels gebaut...

Dem Pilgerpfad zu folgen, ist sicher eine gute Möglichkeit, diesen Teil des Landes besser kennenzulernen... Also begibst du dich auf den Weg...
Zufrieden mit deinem Plan, folgst du dem Pilgerpfad -
Schritt für Schritt nach oben - zum Kloster...
*Bewege dich langsam - mit Bedacht - die Höhenluft ist dünner*

Der Pfad windet sich in weichen Kurven durch die herrliche Landschaft...

Da du wirklich langsam gehst - hast du viel Zeit, die Umgebung und die Natur in ihren Einzelheiten wahrzunehmen...

Die Luft ist so rein und klar, dass die Farben eine ganz besondere Leuchtkraft haben... Dein Blick schweift in die Ferne...
Es gibt hier so viel zu entdecken...
Immer neue Landschaften und Ebenen öffnen sich deiner Sicht...
Gletscherseen liegen spiegelglatt und jadeglänzend... Durch grüne Talbecken schlängeln sich Flüsse wie geschmolzener Aquamarin...
Und weich streicht der Wind über weite Reisfelder... Atme **tief**...
Vielleicht machst du gerade hier eine kleine Pause -
genießt die Aussicht und sagst dir:

*~ Jede neue Sicht kann ein kompletter Neubeginn für mich sein ~*

Dein Weg führt dich immer höher... Durch wunderschöne Pinien- und Rhododendrenwälder... Durch malerische Bergdörfer - und fruchtbare Teeplantagen...

Und ab und zu triffst du auch auf Menschen dieser Region...
Männer führen Maultiere mit sich, beladen mit Gewürzen oder anderen Waren... Triffst auf Frauen - mit bunten Kopfbedeckungen - in leuchtendes Tuch gehüllt - die ihre kleinen Kinder auf den Rücken tragen...
Ein Lächeln - und du gehst weiter... Immer höher...

Der Pfad führt dich noch um eine letzte Kurve - und dann stehst du vor einem großen, runden, aus Feldsteinen erbautem Tor...
Und vielleicht hältst du hier einen Moment inne und sagst dir:

*~ Jede neue Einsicht kann ein völliger Neustart für mich sein ~*

Dahinter ein traumhafter Garten - der Klostergarten... Und du gehst durch das runde Steintor - und trittst ein... Schau dich nun ganz in Ruhe um...
Der Garten - ein Spiegel der Harmonie...
Kamelien und wilde Kirschblüten... Gewürz und Heilpflanzen, Teiche und geschützte Nischen zum Meditieren... Alles liebevoll von den Mönchen des Klosters gepflegt...

Und dort - ein Steingarten... Ein großer, moosbewachsener Findling thront in einem stillen Meer weißer Kieselsteine...
Ein Bild ganz besonderer Schönheit - in der Konzentration des Wenigen.

Und dann, endlich siehst du das Kloster... Schlicht und mächtig in den Fels gebaut steht es da - wie schon vor 5000 Jahren...
Buddhismus und Hinduismus haben hier ein gemeinsames Zuhause...

Vor dem Eingang zum Kloster findest du drei hölzerne Waschtröge - mit feuchten, duftenden Tüchern... Die Tücher dienen jedem, der das Kloster besuchen möchte, zur rituellen Reinigung...
In einem Trog duften Neroli-getränkte Tücher... In dem zweiten duften die Tücher nach Jasmin - und in dem dritten nach Rose... Du hast die Wahl...

Eine herrliche Erfrischung - nach der langen Wanderung...
Du greifst in den Trog - wringst das weiche Tuch leicht aus - und fährst dir damit wohltuend über dein Gesicht... Atme **tief** durch...

Du reinigst mit den feuchten, warmen und duftenden Tüchern auch deine Arme, Hände, Beine und Füße -
und fühlst dich jetzt wunderbar sauber und belebt...
Nun öffnest du die Eingangstür und betrittst den großzügigen Klosterhof...

Im Klosterhof siehst du Mönche und Besucher - die alle still - ihrer liebsten Beschäftigung nachgehen... Einige lesen, anderen meditieren oder unterhalten sich leise...

In einer grünen Ecke des Hofes, unter einem großen Wacholderbaum, trainiert eine Gruppe - in fließenden, kraftvollen Bewegungen - asiatische Körperkunst...

Ein junger Mönch, gehüllt in ein erd-rotes Gewand, kündigt die Klosterbegehung an... Du erhältst Einsicht in das Leben im Kloster, erfährst Interessantes über die Tradition der Mönche - und kannst kunstvolle Skulpturen und farbenfrohe Reliefs bestaunen, die von der Geschichte dieses Ortes erzählen...

Doch nach einiger Zeit setzt du deine Erkundung alleine fort...

Wundervoll ungewohnte Düfte locken dich in eine andere Richtung - zur Klosterküche...

Leise öffnest du die Tür... In kupfernen Töpfen köcheln aromatische Speisen... Jasmin-Reis dampft in großen Schüsseln - und wenn du möchtest, kannst du den Klosterköchen eine Weile bei ihrer konzentrierten Arbeit zusehen - und sicher auch das eine oder das andere probieren...

Und dann gehst du weiter - durch das Kloster...

Nach unbestimmter Zeit öffnest du eine weitere Tür - und blickst in den Schlafsaal... *Ganz still und leer*

Duftige Vorhände bewegen sich leicht - als du eintrittst... Frische, weiße Betten - für jeden, der hier ausruhen möchte...

*Wenn du müde bist, kannst du nun seelenruhig einschlafen - und ein anderes Mal die Reise durch das Kloster fortsetzen...*

Irgendwann gelangst du an einen sonnigen Innenhof - menschenleer...
Du erkennst einen Steingarten - so, wie du ihn im Klostergarten gesehen hast... Sicher wurde er vor sehr langer Zeit einmal angelegt...
Die Kiesel liegen wild - ohne Struktur...
Aber an der Wand lehnt eine Harke - und du weißt, was du zu tun hast...

Langsam ziehst du die Harke durch den Kies... Lässt Linien und Wellen entstehen... Ordnest in aller Ruhe die kleinen Steinchen - bis du beim Felsen - im Zentrum - angelangt bist...
Klettere auf den Felsen... Von hier kannst du dein Kunstwerk überblicken...

*~ Alles ist auf einmal so leicht und klar - und du verstehst viel besser ~*

Die Harke gleitet dir aus den Händen - an ihren Platz zurück...
RhPh
Du bist frei - ganz leicht - und steigst auf...
Steigst immer höher - und höher - bis du den sonnigen Innenhof, das Kloster und den Klostergarten von oben sehen kannst...
Du siehst den hellen Pilgerpfad, die grüne Hochebene - auf der deine Wanderung begann - und das ganze riesige Himalaya Gebirge...

Und noch einmal hältst du inne und sagst dir:

*~ Jeder neue Blickwinkel kann ein neuer Anfang für mich sein ~*

Lass dich nun vom warmen Wind tragen - bis du alleine fliegen kannst - und kehre zurück ins Hier und Jetzt...
Kehre zurück in diesen Raum - in deinen Körper - ganz bewusst und hellwach...
Bewege deine Hände und Füße - recke und strecke dich - atme **tief** durch - und nimm die wundervolle Veränderung in dir wahr...

Entspannung **Heilung** Lebensmut Reinigung Entdeckung Kreativität
Verstehen Inspiration **Energie** Klarheit **Wärme** Geborgenheit
Körpergefühl Ruhe Wandlung Verzeihen **Kraft** Erkenntnis Befreiung

## Das Land der 10 000 Heilkräuter

VEPh

Nimm dich und deine Körperhaltung bewusst wahr...
Sitzt oder liegst du auch bequem?

Atme ein - und spanne deine Muskeln noch einmal an...
Atme aus - und entspanne dich... Mache es dir ruhig noch ein wenig bequemer... Schaffe Länge und Weite... Raum und Schwere...
Lass deinen Körper - schwer und entspannt sinken...
Lass deinen ganzen Körper - mit dem nächsten oder dem übernächsten Ausatmen - noch tiefer sinken...
Gib ab und lass los - einfach so... Dein Kopf ist herrlich leicht...
Atme nun so, dass du dich von allem lösen kannst...
Atme einfach aus - und löse dich...
Mit jedem Ausatmen wirst du leichter und leichter - und erreichst so, ganz sicher, einen anderen Ort... Ein Ort der Ruhe, der Kraft und Heilung...

RW

Lass alles hinter dir und steige auf - immer leichter, höher und weiter…
Steige auf… Lass dich heben und tragen... *Ganz leicht*
Der Himmel ist blau - du bist **so** leicht - und gleitest - durch vereinzelte, helle Wolkenschleier - hoch hinauf…
Du durchgleitest eine letzte, dünne Wolkenschicht - öffnest deine Arme zu Flügeln - und fliegst - über einem weißen Wolkenteppich - einfach davon…
Endloses Blau - und du fliegst - frei und voller Vorfreude - deinem Reiseziel entgegen… Die Sonne hier oben scheint warm - und hat begonnen, die Wolkenschicht aufzulösen… Nun hast du freie Sicht…

RZ

Irgendwann entdeckst du unter dir eine wunderschöne Landschaft...
Felder - Wälder - und Gewässer... Hügel wölben sich in sanftem Schwung…
Im freien Flug - gleitest du majestätisch über das Land der 10 000 Heilkräuter...

Es ist früh am Morgen. Die Sonne ist gerade aufgegangen und wirft ihre morgendlich-langen Schatten über das weite Land. Vereinzelt hängen Nebelschwaden - noch schläfrig - in den Tälern und auf den Wiesen…
Du hast viel Zeit und genießt die Aussicht…

Dann - irgendwann - hältst du Ausschau nach einem besonders schönen Platz zum Landen… Lass dich tragen... Von warmen Luftschichten - sicher tragen... Langsam sinkst du tiefer - und tiefer - und ziehst deine weiten Kreise über dem Land… Dann - unter dir eine Wiese…
Eine riesengroße Wiese - mit unzähligen Heilkräutern…

Auch die Wiese ist noch in morgendliche Nebelschleier gehüllt...
Du sinkst immer tiefer - und die Sonne steigt höher - taucht über entfernten Baumkronen auf und scheint immer wärmer... Die Sonne beginnt, den Nebel zu verscheuchen - und erweckt das Grün der Wiese zum Leben...

Lande hier - bis du den Boden - weich und duftend - unter deinen bloßen Füßen spürst... Langsam nimmst du deine neue Umgebung wahr…
Ein wunderschöner, warmer Sommertag...
Sieh dich in Ruhe um… Überall, wohin du schaust, umgibt dich eine lebendig-grüne Weite... Hier wachsen Heilkräuter aus aller Welt…
Wachsen und blühen in größter Kraft - zu jeder Zeit - gerade dort - gerade dann - wo du bist - und du sie brauchst…

Alles ist **so** schön hier… Der lichtblaue Himmel über dir - und die warme Sonnen-Luft - tun dir **so** gut, dass du - voller Glück - weitergehst und dich aufmachst, alles Gute in dir aufzunehmen…

**Tief** atmest du die reine Luft - und füllst deine Lungen mit den aromatischen Düften der Pflanzen, die dich umgeben...
Dein Blick schweift weit… ~ *Dreh dich einmal um dich selbst* ~

In weiter Ferne - am Rande eines Waldes - erkennst du - winzig klein - ein Haus… Du hast gehört, dass dort eine erfahrene, kräuterkundige Frau wohnt. Du hast nun ein Ziel - und viel Zeit - für den Weg dorthin…

Entspannt streifst du über die Wiese…

Wildblumen wiegen sich im warmen Wind…
Schmetterlinge tanzen federleicht von Blüte zu Blüte…
Und du folgst einer unsichtbaren Kraft, die dich leitet -
die dich wissen lässt, dir selbst zu vertrauen -
die dich zu Pflanzen führt, die dir guttun…

Berühre die heilenden Pflanzen - streiche über sie - mit Händen und Füßen…
Streife sie mit Armen und Beinen…
Und jede Pflanze, die du berührst, wird dir von ihrer grünen Kraft geben.
Über deine Haut kannst du ihre heilende, leuchtende Kraft in dir aufnehmen.
Sie durchströmt deinen Körper - dringt in jede Zelle - und flutet dich -
mit ihrem heilenden Strom…

Jede Pflanze, die du berührst, ist genau richtig für dich -
und kann dir helfen… Kann Wunden heilen - kann Schmerzen lindern -
Wut besänftigen… Kann dich beruhigen - trösten - und beleben…

**-V**ielleicht kannst du dich jetzt selbst auf der Wiese sehen - und beobachten,
wie der grüne Strom deinen ganzen Körper zum Leuchten bringt…

Du hast viel Zeit… Kannst dir die eine oder andere Pflanze auch ganz genau
betrachten… Größe, Form und Farbe… Kannst sie betasten, die seidige
Oberfläche der Blüten und Blätter erspüren…

Siehst du die hochgewachsene Schafgarbe - mit ihren dichten, weißen
Blüten? Oder die Arnika - mit ihren sonnig-gelben Blütenköpfen?
Manche der Heilpflanzen scheinen unauffällig - bescheiden - als wollten sie
sich verstecken… So wie das kleine Schöllkraut oder der entspannende
Frauenmantel…
Doch wenn du sie brauchst, sind sie kraftvoll in ihrer Wirkung…

Atme **tief**... Riechst du den zitrus-frischen Duft der Melisse? Wenn du ein
Blatt zwischen deinen Fingern reibst, duftet auch deine Haut - zitrus-rein…
Oder **-d**ort - der Quendel - der wilde Bruder des Thymian... Atme **tief**…
Bei warmem Sonnenlicht verströmt er seinen herb-würzigen Duft…
Rosenwurz und Huflattich - Jungfernkraut und Ehrenpreis...
Ihnen allen - und vielen mehr - begegnest du auf deinem Spaziergang
im Land der 10 000 Heilkräuter...

Richte all deine Sinne auf diese Vielfalt...
Besinne dich auf **deine** Kraft zur Heilung - für dich und andere - und nimm die Hilfe der Natur dankbar an...

Dann, irgendwann, dringt ein leises Rauschen und Plätschern an dein Ohr...
Auf deinem Weg gelangst du an einen Bach...
Klar sprudelndes Wasser schlängelt sich durch das heilende Grün...

Hier, direkt am Wasser, wachsen die Gräser und Heilpflanzen höher - grüner und noch saftiger... Schau dich um... Welche Pflanzen kannst du hier entdecken? Siehst du die langen Grashalme? Sie neigen sich ins Wasser, als ließen sie sich waschen... Und siehst du - auch die Wasserminze und der Wasserklee fühlen sich hier wohl - und graben ihre Wurzeln in das Bachbett...

Vielleicht möchtest du dich einen Moment an den Rand des Baches setzen - dich erfrischen, der leise tanzenden Strömung lauschen - und den Sonnenfunken auf dem Wasser eine Weile folgen...
Genieße diesen Moment der Ruhe so lang du möchtest... ...

Setze deinen Weg dann fort...

Die Sonne steht hoch - es ist warm - und entspannt wanderst du immer weiter am Bach entlang...

Nach unbestimmter Zeit siehst du - auf der anderen Seite - das Haus am Waldrand... Doch der Bach versperrt dir den Weg...
Beherzt ziehst du deine Hosenbeine hoch - und watest durch den Bach...
Erfrischend sprudelt das Wasser um deine Knöchel und massiert deine Waden... Auf der anderen Seite betrittst du wieder die weiche Wiese - und schnell trocknen deine Füße an der warmen Luft...
Geh weiter - sicher und voller Vorfreude...

Ein schmaler Pfad führt dich direkt zum Haus...
-**E**in hübsches kleines Haus - mit einer Veranda, mit bunten Fensterläden und einem Kräutergarten - gesäumt von einem niedrigen Holzzaun...
Nun bist du dem Haus ganz nah... Neugierig - und mit einem guten Gefühl - öffnest du die Gartenpforte - und betrittst einen weichen, duftigen Weg aus Rindenmulch... Atme **tief**...

Nun betrittst du die Veranda... Hier ist es angenehm schattig…
Siehst du den Klingelknopf?
Drücke ihn - und im Innern ertönt ein helles Läuten…
Eine Frau öffnet dir die Tür. Sie lächelt über das ganze Gesicht - und dir scheint, sie habe dich schon erwartet... Mit einer fröhlichen, einladenden Geste bittet sie dich herein.

Im Haus duftet es herrlich nach Holz und getrockneten Kräutern…
Du hast nun Zeit, dich in aller Ruhe umzusehen…
Es dauert einen Moment, bis sich deine Augen an das gedämpfte Licht im Innern gewöhnt haben - aber nun kannst du alles gut erkennen...
Ein großer gemütlicher Raum mit einer offenen Küche... Die Frau steht am Herd - hat Wasser in einem Kupferkessel aufgesetzt - und sucht Kräuter für einen heilsamen Tee zusammen... Für dich?
*In einem Kamin lodert hell ein kleines Feuer*

~ *Und das warme Licht, das dich umgibt, macht dich ganz ruhig* ~

Geradezu entdeckst du ein großes gemütliches Sofa… Gehe zu dem Sofa und setz dich darauf… Schau dich weiter um - und entdecke das Innere des Hauses…
An den Wänden erblickst du wunderschöne Zeichnungen verschiedenster Heilpflanzen… Regale voller Bücher - und Dingen, die du noch nie zuvor gesehen hast… Kräuter hängen zum Trocknen an Schnüren; Regale mit Tiegeln und Töpfen; tönerne Gefäße und Gläser - mit unzähligen Teesorten darin…

~ *Und die Düfte, die dich umgeben, machen dich ganz ruhig* ~

-**D**er Tee ist fertig… Die Frau serviert ihn dir in einer schönen, großen Tasse... Dampfender, honiggoldener Tee… Du wartest einen Moment - und trinkst ihn dann genüsslich…
Sein Aroma füllt köstlich deinen Mund; seine heilende Kraft rinnt durch deine Kehle, in deinen Magen und von hier strömt sie in deinen ganzen Körper…
*In dem Kamin brennt noch immer träge das Feuer*

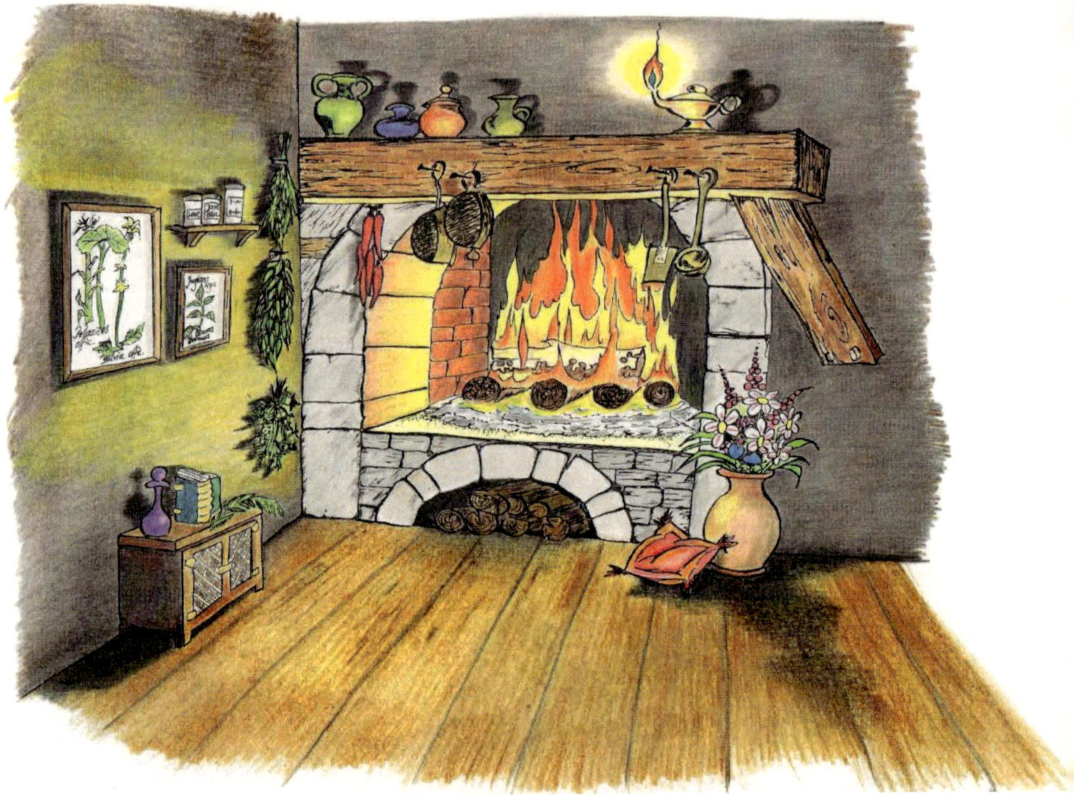

*~ Und das Lodern der Flammen macht dich noch ruhiger ~*

Das Sofa ist s o bequem - und du entdeckst ein weiches Kissen - gefüllt mit getrockneten Heilkräutern... Der Duft des Kräuterkissens zieht dich magisch an...
Ein wenig schläfrig sinkt dein Kopf auf das duftige Kräuterkissen - und du atmest t i e f ein - und streckst dich bequem aus...
Die heilenden Düfte der getrockneten Kräuter strömen in deine Nase, durch deine Luftröhre, in deine Lunge - und von hier verteilen sie sich in deinem ganzen Körper...
*Träge züngeln noch immer die kleinen Flammen des Feuers*

*~ Und das Knistern und Knacken der Holzscheite flüstert dich in einen - [kurzen] - erholsamen Schlaf ~*

So vergehen still die Stunden...

Die warme Hand der Frau berührt dich sanft an der Schulter...
-**N**ur in deiner Fantasie - setzt du dich erholt auf - und blickst um dich...
Draußen dämmert es - und die ersten Sterne funkeln durch das Fenster...
Ihr verabschiedet euch herzlich voneinander - vielleicht mit einem:
„Bis bald" - und einer Umarmung... Du verlässt das Haus - gehst durch den Garten - und die Frau steht noch lange - und winkt dir nach...

Orange-rot leuchtet der Himmel - dort, wo die Sonne eben versank...
Der Mond scheint hell - taucht alles in ein magisches Licht - und erweckt ein Meer von leuchtend-gelben Lampions - auf der abendlichen Wiese...
Die Nachtkerze hat ihre großen gelben Blüten geöffnet - bereit für die Bestäubung durch die umherschwirrenden Nachtfalter...

Vielleicht gehst du noch einmal zum Bach - siehst dem Mond bei seinem abendlichen Bad zu - und atmest **tief** die klare Nachtluft ein...
*~ Es ist so still hier ~*
Nur das Zirpen der Grillen durchbricht vorsichtig die Stille der Nacht...

RhPh

Nutze diesen Moment, um dich von diesem Ort zu verabschieden...
Es wird nun langsam Zeit für die Heimreise... Lass die Farben verblassen und Konturen verschwimmen... Steige auf - die Nacht ist warm...

Steige höher und höher, lass dich heben und tragen - bis du weit, weit oben deine Arme wieder zu Flügeln öffnest - und frei und entspannt nach Hause fliegst... Funkelnde Sterne begleiten deine Heimreise - und du fühlst dich herrlich frei und entspannt... Kehre hierher zurück - in diesen Raum...

Atme nun tief - und bewusst - durch...
Bewege deine Hände und Füße - deine Arme und Beine - dein Becken und deine Schultern...
Recke dich und strecke dich - kräusel deine Nase und öffne deine Augen...
Sieh dich um... Richte dich erfrischt und gestärkt auf...

Jetzt geht es dir richtig gut...

Entspannung **Leichtigkeit** Wandlung **Körpergefühl** Heilung
**Gelassenheit** Energie **Kraft** Entdeckung Befreiung **Erkenntnis**

## Die Reise zum grünen Planeten

VEPh

Du liegst oder sitzt einfach da - ganz still - ganz ruhig - und entspannt…
Und du hast Zeit - nur für dich…
Atme zwei- bis dreimal tief - und bewusst langsam - ein und aus...
Spüre, wie dein Atemfluss sich reguliert...
Mache es dir richtig bequem...

Spüre, wie dein Körper sich ausbreitet - und mehr Raum einnimmt...
Nach unten Kontakt zur Erde... *geerdet*
Nach oben ausgerichtet zu den Sternen... *Offen für alles, was kommt*
Dann schließe - [nur in deiner Fantasie] - deine Augen - damit du noch besser sehen kannst…
Wir wollen reisen - vielleicht erst ein Stück gemeinsam...

RW + RZ

Hinter deinen geschlossenen Augenlidern - Dunkelheit…
Hier und da unregelmäßig helles Leuchten kleiner Punkte…
Du könntest auch - in einer warmen Nacht - auf einer Wiese liegen und zum Sternenhimmel hinaufsehen… Und vielleicht tust du das auch…
Begib dich, in deiner Fantasie, dort hin...

Herrlich ruhig und friedlich… Über dir das riesige Himmelszelt - Millionen leuchtender und funkelnder Sterne…
Und je länger du schaust, desto mehr Sterne tauchen auf - immer mehr…
Zwischen all den funkelnden Sternen entdeckst du **einen,** der ganz und gar grün leuchtet… Ein kleines, grünes Licht am Himmel…

*~ Und die Erde dreht sich - und du weißt: es gibt kein Oben und kein Unten ~*

Kann die Reise beginnen? Dann mach dich nun auf den Weg…
Auf den Weg zum grünen Planeten…

Du wirst leicht - ganz leicht... Und mit dem nächsten - oder dem übernächsten Ausatmen, leichter noch als Luft…

Und so hebst du ab - steigst auf - immer höher - und verlässt - leicht und ätherisch - das Hier und Jetzt…

Es ist warm - dir ist angenehm warm - und du lässt dich von den wohligen Händen des Windes tragen - hoch hinauf…

Die Wiese, die Straßen und Häuser - ganz klein - und fern‿die Stadt…
Du siehst das ganze Land… Andere Länder kommen in Sicht...
Und du steigst höher und höher - wirst immer leichter und leichter…

Du siehst Kontinente, Ozeane, den ganzen Erdball…
Und dann, irgendwann, verlässt du die Atmosphäre der Erde - und aus dem Steigen wird ein Schweben...
Schwerelos - ganz leicht und frei - entfernst du dich mehr und mehr von unserem blauen Planeten… *~ Frei und sicher ~*

So schwebst du unbestimmte Zeit durch die friedliche Stille und Dunkelheit des Weltraumes… Vorbei an Sternen, die wie verstreute Diamanten funkeln…
Bestaunst Planeten, die glänzen und schimmern wie Perlen…
Du hast Zeit, dir alles in Ruhe anzuschauen - und die Reise zu genießen...

*~ Du bist sicher - und alles geht ganz leicht ~*

Im Dunkel des Weltalls erblickst du wieder das ferne, grüne Leuchten…
- Sieh auf den grünen, leuchtenden Punkt -

Und du spürst den Wunsch in dir, dich diesem Punkt zu nähern…
Du schwebst auf ihn zu - immer näher… Und aus dem leuchtenden Punkt wird ein leuchtend-grüner Ball...

Langsam wird er größer… Du kommst noch näher - schwebst dicht heran - und erkennst nun ganz deutlich den grünen Planeten - *wunderschön* - mit Ozeanen und Kontinenten - ähnlich denen der Erde - nur ist dieser Planet etwas kleiner…
Zwei Monde umkreisen den Planeten - und zwei Sonnen sorgen für Wärme und Licht… Langsam tauchst du in die Atmosphäre ein…

Ein strahlend-grüner Himmel umgibt dich nun in seiner Weite - und die Sonnen scheinen hell...

Im weichen Segelflug umrundest du - in aller Ruhe - den Planeten - und schaust dir alles an… Überfliegst ein großes, jadegrünes Meer, weite Steppen und Ebenen, tiefgrüne Seen und wunderschöne Wälder…

Suche dir hier, irgendwo, einen geeigneten Platz zum Landen…

Du fliegst tiefer und tiefer... Gleitest hinab - bis du sicher und geübt - an einem schönen Platz - zwischen Bäumen - landest...

Atme **tief** durch... Die Luft ist mild und klar - und du spürst sofort die wohltuenden Sonnenstrahlen auf deiner Haut…

Schau dich um... Die Pflanzen hier sind viel größer... Die Bäume sind **riesig** - und tragen Blätter - groß wie Sonnensegel...
Das Gras reicht dir bis zur Hüfte... Und die Kelche der Blumen haben die Größe von Grammophon-Trichtern...
*~ Du fühlst dich so angenehm klein ~*

Und du bemerkst noch etwas... Alles ist hier viel ruhiger...
Nicht nur die Geräusche - auch die Geschwindigkeit...
Die Vögel und Schmetterlinge fliegen etwas langsamer... Selbst der Wind streicht in Zeitlupe - durch die Bäume und durchs Gras...
Und auch **deine** Bewegungen sind hier viel ruhiger...

*~ Alles ist angenehm ruhig und langsam ~*

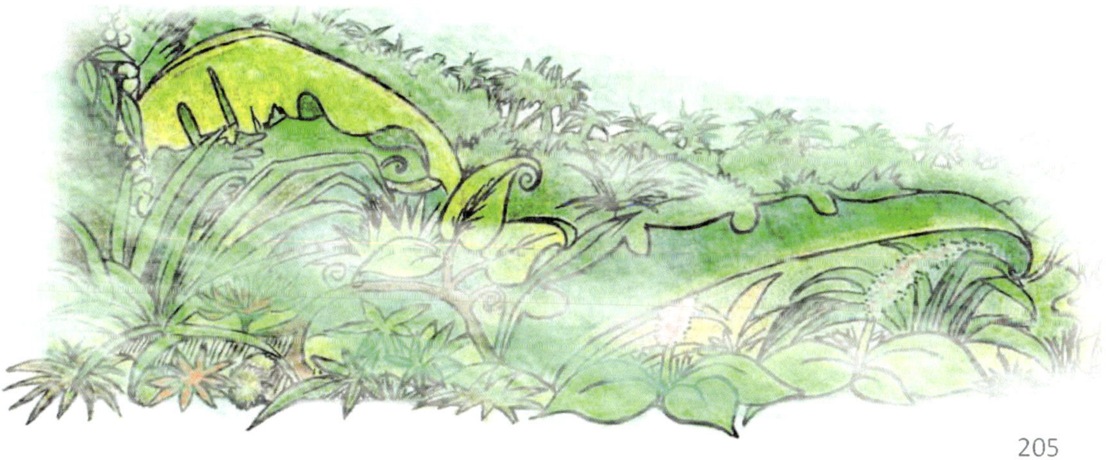

Staunend machst du deine ersten Schritte…
Spürst du das? Die Anziehungskraft ist hier weniger stark…
Grade so viel, um dich herrlich leicht zu fühlen...
Zuerst stößt du dich nur vorsichtig ab - um zu sehen, wie weit deine Schritte reichen... Sie sind federleicht - und reichen weit…
Weich stößt du dich erneut ab - schwebst ein Stück durch die Luft - und setzt dann sicher auf... *Ein Schritt reicht bestimmt drei Meter - und noch mehr*
Diese weiten, schwebenden Schritte machen dir Spaß - und so erkundest du die Gegend...

*~ Du fühlst dich so frei und herrlich schwerelos ~*

Dann dringen - aus der Ferne - Vogelstimmen an dein Ohr...
Und weil die Stimmen so schön sind, folgst du ihnen...

Du gelangst an einen wundervoll-idyllischen Platz... *Fast wie im Märchen*
Eine Wiese, ein Baum und gleich daneben ein kleiner Wasserfall...
Auf dem Baum sitzen einige Vögel - und singen melodisch im Chor...
Für einen Augenblick lauschst du ihrem verträumten Gesang…
Dann hörst du die Stimme eines einzelnen Vogels - ganz klar und hell - du hörst nur ihn…

*~ Vielleicht kann sein Gesang dir bei der Lösung deiner Aufgaben helfen Alles, was du jetzt hörst, kann ein Lösung sein ~*

Ein wirklich schöner Baum... Lege doch deine Hände an seinen Stamm - lehne dich an - und befühle seine Rinde...

*~ Vielleicht kann der Baum dir helfen, einiges zu begreifen ~*

Ein leichter Wind fährt leise durch die Blätter...
Und einen Moment lauschst du dem Flüstern des Windes...

*~ Vielleicht kann der Wind dir bei der Beantwortung deiner Fragen helfen - denn alles hier kann eine Antwort sein ~*

Du blickst auf, denn der Wind hat die Vögel auffliegen lassen - und einen Augenblick schaust du ihnen - hoch oben - hinterher...

*~ Vielleicht können die Vögel dir helfen, aus ihrer Sicht einiges besser zu erkennen ~*

Bleibe hier - und lausche den Wohlklängen, die dich umgeben...
Das Flüstern des Windes macht dich ganz ruhig...
Das leise Rauschen und Murmeln des Wasserfalls entspannt dich völlig...
Und wenn du genau hinhörst, kannst du dahinter die Stille hören...
Traumbilder kommen und gehen - ziehen an dir vorüber oder bleiben...

Nach einiger Zeit der Ruhe hast du den Wunsch, wieder um dich zu schauen... Das Grün des Waldes scheint noch kräftiger - und du blickst zum grünen Himmel empor... Du atmest **tief** durch - und das tut dir gut...

Still scheinen die Stunden vergangen...

Die Sonnen stehen tief - und senden ihr orange-grünes Licht zu dir hinab...

Bevor du dich auf die Rückreise machst, erfrischst du dich noch an dem kleinen Wasserfall...

~ *Und vielleicht kann das Wasser dir helfen, einiges zu klären* ~

RhPh

Entspannt - und voller Zuversicht - machst du dich auf die Heimreise...
Verabschiede dich nun vom grünen Planeten... Sieh dich noch einmal um - und präge dir alles gut ein...

Mit ein wenig Schwung stößt du dich ab - schwebst empor - und verlässt den grünen Planeten - seine Atmosphäre - und weißt: du kannst jederzeit hierher zurückkehren - wann immer du willst.
*In deinen Träumen oder wenn du das Buch öffnest*

Reise zurück - durch den Weltraum... Komm zurück auf die Erde - unseren blauen Planeten.

~ *Bringe Bewusstsein und Erneuerung mit* ~

Kehre zurück ins Hier und Jetzt... Atme einige Male bewusst ein und aus...
Der Atem führt dich zurück in deinen Körper...

~ *Und vielleicht freust du dich jetzt schon, deine neue Leichtigkeit zu spüren und dein neues Bewusstsein im Alltag zu erproben* ~

Recke und strecke dich... Spanne all deine Muskeln an, löse sie wieder - und nimm deine Umgebung wieder wahr... Ganz bewusst und herrlich erleichtert...

Entspannung **Wandlung** Heilung Inspiration **Entdeckung** Befreiung
**Reinigung** Klarheit **Körpergefühl** Geborgenheit **Energie**
Neuordnung **Erkenntnis** Lebensmut **Sicherheit** Wärme **Kraft**

## Der Regenbogenbaum oder Chakren-Ernte

VEPh

Löse dich von allen räumlichen und zeitlichen Vorstellungen...
Atme einige Male tief, ruhig und entspannt - dann geschieht alles von selbst...

~ *Nichts ist mehr wichtig und alles ist schön so wie es ist* ~

Spüre die Ruhe in dir - und spüre, wie die Ruhe sich in deinem ganzen Körper - und ganzen Sein ausbreitet - größer wird - dich ausfüllt - durch dich nach außen strahlt - und dich umgibt...

Wir wollen reisen - an einen Ort des Lichts, der Kraft und der Farbenpracht...

Löse dich vom Hier und Jetzt... Begib dich - [ in deiner Fantasie ] - ins Nichts - ins Nirgendwo... Tauche ein - in einen weißen, weichen, weiten Nebel - *dem Tor zum Nirgendwo*
Und für Momente - umgibt dich helles, weiches Licht...

Dann ist alles klar. Du bist von *Nichts* umgeben.
Du bist Teil des Nirgendwo... Dort, wo weder Licht noch Schatten, weder Farben noch Töne, Wärme noch Kälte, Oben noch Unten existieren - schwebst du - raumlos, zeitlos, alterslos, grund- und körperlos - durch das *Nichts*...

Vielleicht stäubst du als Photon - *im Schwarm der Photonen* - als Teil unzähliger Lichtfunken - durch die unendliche Ewigkeit des *Nirgendwo*...
Triffst dich - löst dich - findest dich wieder...

Doch selbst im Irgendwo des Nirgendwo, taucht irgendwann - aus dem Nichts - wieder ein weißer, weicher, weiter Nebel auf – der deine Aufmerksamkeit lenkt...
Du sammelst dich und schwebst auf den Nebel zu...

Und für Momente gleitest du durch das weiße, weite Licht...

RZ

Doch schon tauchst du wieder auf - oder ein - in einen strahlend blauen Himmel... Warm und golden scheint die Sonne... Fast schwerelos sinkst du - wie eine Feder - durch das herrliche Blau und blickst staunend um dich... Nur vereinzelt schweben federleichte Watte-Wolken - in verhuschtem Weiß - still an dir vorüber...Und du sinkst und sinkst und sinkst immer tiefer...
Momente später siehst du unter dir ein ungewöhnlich farbenfrohes Land - das Regenbogenland...
Grüne Wälder, blaue Seen, goldene Felder und bunte Wiesen...
Hier, im Regenbogenland, blühen die Blumen viel bunter als anderswo...
Hier strahlen die Farben satter als anderswo, hier glänzen die Äpfel mehr als anderswo - und hier sprudeln die Bäche fröhlicher als i r g e n d w o anders...

Vor vielen, vielen tausend Jahren schwebte einst ein Samenkorn vom Himmel - zur Erde. Das glitzerte und schimmerte in den schönsten Regenbogenfarben... Und als es in die fruchtbare Erde fiel, begann es zu keimen - und es wuchst daraus ein Baum - der Regenbogenbaum...
Mit jedem neuen Trieb, mit jedem Blatt, das wuchs - wuchs auch das Regenbogenland - und wächst bis heute...

Dieser Baum steht genau im Zentrum des Landes - und er ist schöner, größer und bunter als alle anderen Bäume dieser - und jener Welt...

So fliegst du - frei und gelöst - über das schöne Land - und hältst Ausschau - nach dem Regenbogenbaum...
Majestätisch gleitest du durch die Luft - die Sicht ist klar - und irgendwann findest du ihn - den Regenbogenbaum - inmitten einer bunten Blumenwiese...
Seine Blätter schimmern und funkeln in den schönsten Farben - als wären sie mit Edelsteinstaub überzogen... Und zu jeder Zeit spannt sich - über seiner Krone - ein großer, farbenprächtiger Regenbogen...
Du genießt eine Weile - von hier oben - den fantastischen Anblick...

Im großen Bogen gleitest du im Segelflug über die Wiese...
Ziehst deine Kreise, umrundest den Baum sooft du möchtest - und sinkst langsam tiefer - und tiefer - und immer tiefer - bis deine Fußspitzen das weiche Gras streifen und du landest....

Voller Vorfreude gehst du über die Wiese - zum Regenbogenbaum... Die Sonne steht hoch und es ist wundervoll warm... Leise trällern ein paar Vögel - und weich streicht der Wind über das Gras...

Dann stehst du vor dem Baum... Aus der Nähe wirkt er noch größer... Sein Stamm ist meterdick und seine kräftigen Wurzeln graben sich tief in die Erde...
Unter seinem riesigen, bunten Blätterdach spürst du den milden, wohltuenden Schatten... Atme **tief** durch - du bist angekommen... Suche dir zwischen seinen Wurzeln - einen warmen, weichen Platz - zum Ruhen...

Hörst du? Leise - ganz leise klirrt und klingt es hell, wenn der Wind durch die Blätter haucht... Und wenn du zum Himmel blickst, siehst du deutlich das Leuchten des Regenbogens...

Es ist **so schön** hier... Lang streckst du dich aus - und etwas Wundervolles geschieht: Der Regenbogen beginnt, sich von seinen Farben zu lösen...

Der Regenbogen löst sich von seiner ersten Farbe - der Farbe Rot. Rot rieselt auf die Blätter des Baumes, rieselt dann auf dich - sammelt sich in der Gegend deines Schoßes - und füllt deinen gesamten, tiefen Beckenbereich... Du nimmst mit dem Rot, der Farbe des Wurzel-Chakras, neue Lebenskraft und Erdverbundenheit in dir auf...
*~ Und dein Urvertrauen kann wieder wachsen ~*

Und der Regenbogen löst sich von seiner zweiten Farbe: Orange. Orange tropft warm auf die Blätter des Baumes - perlt ab - hinunter auf dich - und sammelt sich unterhalb deines Bauchnabels... Orange, die Farbe deines Sakral-Chakras, durchströmt deinen gesamten Unterleib und erfüllt dich mit neuer, schöpferischer Energie...
*~ Und reinigende Ströme gewinnen an Kraft ~*

Als nächstes sendet dir der Regenbogen sein wärmstes Sonnengelb…
Sonnengelb schmiegt sich warm an deine Körpermitte…
Es durchströmt dich ein Gefühl tiefster Zufriedenheit…
*~ Und deine Gefühle erwachen wieder ~*

Hellgrün, die Farbe des Herz-Chakras, sinkt auf die Blätter des Baumes, legt sich auf deinen Brustkorb - und du öffnest dein Herz...
Hellgrün erfüllt dein ganzes Sein mit Liebe und Mitgefühl...

*~ Und heilende Seelenwärme breitet sich in dir aus ~*

Hellblau schwebt durch die Blätter und Äste des Baumes - schwebt zu dir herab - und tief atmest du Hellblau, die Farbe deines Kehlkopf-Chakras, ein...
Ein Gefühl von Weite, Klarheit und Raum breitet sich in dir aus...

*~ Und die Wahrheit in dir gewinnt an Bedeutung ~*

Samtig wie die Nacht sinkt tiefes Indigoblau auf die Blätter des Baumes - Sinkt tiefer, legt sich auf deine Stirn, füllt dein Stirn-Chakra, und schenkt dir die Fähigkeit zu sehen - und das Wissen, die Antwort auf jede Frage bereits in dir zu tragen...

*~ Und du erkennst ganz deutlich und verstehst viel besser ~*

Und der Regenbogen löst sich von seiner siebenten Farbe - der Farbe des reinsten Lichts... Ultraviolett, weiß und golden strahlt es durch die Blätter des Baumes - flutet dein Scheitel-Chakra - und erfüllt dich mit göttlichem Bewusstsein und tiefem Frieden...

*~ Und alles, was ist - und je gewesen - ist hell und getan ~*

Entspannt und glücklich blickst du blinzelnd über die Wiese...
Die Sonne steht tief - das Licht ist golden und warm...
Leise säuselt der Wind durch die Blätter des Baumes...
Und der Klang der Blätter erinnert dich daran, dass es Zeit für die Heimreise wird...

Nur in deiner Fantasie richtest du dich auf - erhebst du dich von deinem Platz unter dem Baum und gehst über die Wiese... Dorthin, wo du gelandet bist...

Noch einmal blickst du zum Baum - und ein neuer Regenbogen leuchtet über seiner glitzernden Krone...

Und du weißt, dass du sehr bald wieder hier sein wirst - in deinen Träumen oder wann immer du das Buch öffnest…

Du siehst zum Himmel hinauf, breitest deine Arme zu Flügeln aus -
stößt dich sanft ab und lässt dich von den warmen Armen des Windes heben, hoch hinauf…

Und du fliegst zurück - zurück durch den weißen, weiten, weichen Nebel - durchs *Nichts,* durchs *Nirgendwo*…

Komm zurück hierher - in diesen Raum - in deinen Körper - bis du ihn ganz ausfüllst - und tauche auf an dein Wach-Bewusstsein - mit all deinen Sinnen - wissend, entspannt und glücklich...

Lege deine Hände auf deinen Bauch und dein Herz...
Atme t i e f durch und spüre, wieviel besser es dir nun geht…
Nimm die schönen Dinge um dich herum wahr -
jeden Tag - und immer mehr...

Suggestionen

Atem- und Heilmeditationen

Ruhebilder

*Die in diesem Kapitel folgenden Suggestionen, Texte und Übungen eignen sich zum Einbau in die Reisen oder zur alleinigen Anwendung.*

## Suggestionen, Formeln und Meditationen

Suggestionen* sind Botschaften, die das Unterbewusstsein direkt ansprechen und so leichter umgesetzt werden können.
Oder : „ ...Beeinflussung einer Vorstellung oder einer Empfindung, die für das Bewusstsein zumindest zeitweise nicht abrufbereit ist.“ Gekürzt aus WIKIPEDIA

Eine Suggestion kann also so ziemlich alles sein. Fernsehwerbung suggeriert, dass wir etwas brauchen, Zeitungsartikel suggerieren, dass wir etwas glauben und suggerierende Reden wollen überzeugen. Diese Art der Suggestionen haben manipulativen Charakter.

In den Geistreisen hingegen haben Suggestionen eine andere, eine wohltuende und befreiende Funktion.
Sie beinhalten Botschaften, die uns guttun; die durch ihre Implikation Leere füllen und negative Zustände aufheben und umkehren können.

(In den Reisetexten sind diese Botschaften durch ~ *Kursivschrift* ~ hervorgehoben. Positionen, die sich besonders gut für das Einsetzen persönlicher Ziele eignen, sind zusätzlich durch [ ~*eckige Klammern* ~ ] gekennzeichnet.)

---

*Zurückzuführen ist der Begriff auf die beiden lateinischen Worte:
*Suggestio* = Eingebung und *suggere, was* zuführen, unterschieben bedeutet.
Die Lehre der Autosuggestion begründete um 1890 der französische Apotheker Émile Coué. Dieser entdeckte, dass die Wirkung seiner Medikamente davon beeinflusst wurde, mit welchen Wünschen und Worten er sie seiner Kundschaft überreichte. Später gab er den Beruf des Apothekers auf und arbeitete, weltweit erfolgreich, als Therapeut.
Und er erkannte ebenfalls, dass ein wesentlicher Erfolg seiner Methode in der Wiederholung der Autosuggestion liegt. Mehrmals hintereinander gesprochen - und in regelmäßigen Abständen über Tage, Wochen und Monate.
Seine wohl bekanntesten, autosuggestiven Formeln sind:

***„Es geht mir mit jedem Tag in jeder Hinsicht immer besser und besser“***

***„Es geht vorbei. Es geht vorbei. Es geht vorbei...“***
(Hand auf betroffene Stelle legen und möglichst zügig wiederholen - org. Émile Coué)

**Die Suggestionen findest du in diesem Buch in Form von:**

- formelhaften Sätzen oder Stimmungsformeln, die entweder Ruhe, Kraft, Entspannung oder Aufmerksamkeit vermitteln
- Affirmationen (*lat. Affirmatio* = Beteuerung), was eine rein positiv wertende Bedeutung und Verwendung eines oder mehrerer Worte - somit eine Bejahung bedeutet
- als *Auto*-Suggestion, wenn du selber liest - und wenn du vorgelesen bekommst, als *Fremd*-Suggestion.

## *Richtige* Formulierung?

Die einzig „richtige" Formulierung einer Suggestion gibt es nicht.
Die oft beschriebene Regel, welche auch für das Visualisieren gilt, dass ausschließlich rein positive Formulierungen (kompletter Ausschluss von „nicht, kein, nie" usw. sowie das *Nicht*-Ansprechen des unerwünschten Zustandes wie z.B. „Schmerz, Traurigkeit" usw.) und die unbedingte Gegenwartsform angewendet werden dürfen, deckt sich nicht mit den Erfahrungen vieler Therapeuten unterschiedlichster Bereiche.

Entscheidend für den Erfolg einer Suggestion ist die Verständlichkeit und der persönliche Bezug zum Inhalt.
Die Suggestion muss angenommen und gefühlt werden können.

Die Regeln der rein positiven Formulierung, der einfachen Satzgestaltung und der Gegenwartsform (die ich auch im Buch verwende) sind Richtlinien, die funktionieren und das Implizieren einer Aussage vereinfachen - aber dennoch können anderweitige Formen, in bestimmten Fällen, wenn sie der jeweiligen Persönlichkeit und Situation entsprechen, genauso gut oder sogar noch treffender sein.

**Ein paar Beispiele:**

Es ist möglich, dass du die Suggestion in der Formulierung:
*„Jede neue Sicht kann ein Neubeginn für **dich** sein"* besser verinnerlichst als:
*„Jede neue Sicht kann ein Neubeginn für **mich** sein"*
Vielleicht empfindest du das *„dich"* aber auch als persönlichere Ansprache und nimmst die Botschaft so besser auf.

In den Texten habe ich beide Formen kombiniert (passe die Formulierung deinen Empfindungen an).
Selbst eine Formulierung im dritten Fall, wie sie gern für die Atmung *„Es atmet mich"* verwendet wird, wäre auch für andere Suggestionen möglich - wenn diese als nah und angenehm empfunden wird.

Etwas komplizierter wird es in folgendem Fall:
Möglich ist auch, dass im Einzelfall eine Formulierung, die in die Zukunft weist, effizienter ist, als eine reine Präsens-, also Gegenwarts-Form.
Wenn die eigene negative Überzeugung oder das momentane Selbstbild noch sehr tief verankert ist, würde eine Präsens-Formulierung wie:

*„ Ich bin jetzt sehr glücklich"* womöglich eine starke Kritik hervorrufen, die eine Abwehr erzeugen könnte. Hingegen der Satz:
„Ich werde bald sehr glücklich sein" eine positive Voraussicht schafft, Vorfreude erzeugt und so die Erfolgschancen vergrößern kann.

Das Ziel ist natürlich das *gegenwärtige* Glücklichsein. Die Formulierung darf somit nicht immer heißen: “Ich werde bald..." Das würde ein tatsächliches Vorsichherschieben des Glücks bedeuten. Eine sehr verallgemeinerte Darstellung einer Auto-Suggestionsfolge kann so aussehen:

1. „Die Traurigkeit vergeht" und
   „Es geht vorbei, es geht vorbei, es geht vorbei..." nach Émile Coué
2. „Ich werde bald sehr glücklich sein"
3. „Ich bin sehr glücklich"

Vielleicht brauchst du Punkt 1 nur einmal anzuwenden, um Punkt 2 annehmen zu können - und dann, nach einigen Tagen oder Wochen Punkt 3 „Ich bin sehr glücklich" wirklich zu empfinden.
Ähnlich verhält es sich mit den „Nicht"- Formulierungen:
Sehr oft liest man, dass *Nicht* vom Unterbewusstsein nicht verstanden werden kann - und das Unterbewusstsein ausschließlich die reine Information aus der Aussage zieht usw...

So einfach ist es eben *nicht.* Auch hier kommt es auf die persönliche Situation, die Bereitschaft, das Verständnis, den Zeitpunkt der Suggestion und den eigentlichen Inhalt der Botschaft an.

Ich kann ein „Nicht“ einsetzen und wohlverstanden wissen, wenn sich der Zuhörer des Zustandes, welchen er abzulegen wünscht, z.B. eine deutlich verspannte Rückenmuskulatur, bewusst ist und ihn u.U. sogar akut spürt.

Bsp.: „ Dein Rücken braucht *nicht* mehr verspannt zu sein. Lass los... Schon bald - oder auch gleich - ist dein Rücken weich und entspannt. “

Auch so kann ein „Nicht“ sinnvoll eingesetzt werden:
Bsp.: „Es muss dir *nicht* sofort gelingen, deine Rückenmuskeln zu lösen - aber du wirst bei dem Versuch dennoch die angenehme Wirkung der Entspannung fühlen können.“

Beim letzten Beispiel kann es sein, dass das *„Nicht“* tatsächlich ignoriert wird - oder den Erfolgsdruck einfach auflöst.
Du siehst: ein „Nicht“ kann durchaus positive Auswirkungen haben und manche Prozesse erst in Gang setzten.
(Ich empfehle eine Veränderung dieser Art der Texte nur geübten Therapeuten oder wenn du dich als Selbst-Leser damit erprobt besserfühlst.)

Unser Un(ter)bewusstsein ist weitaus intelligenter und komplizierter als oft beschrieben. Durch starre, unumstößliche Regeln würden wir uns selbst einschränken. Erfahrungswerte durch Beobachtung und Rücksprache sind im Bereich der Suggestion weitaus sinn- und wertvoller.

**Nicht oder nicht Nicht (im Training und im Alltag)**

Was siehst du bei: „Keine Wolke am blauen Himmel...”
Wahrscheinlich eine Wolke an einem blauen Himmel, oder?
Auch bei: „Ein wolkenloser, blauer Himmel“ siehst du erst Wolken an einem blauen Himmel, die dann vielleicht verschwinden - aber du siehst Wolken...
Doch das ist nicht das Bild, welches du in deiner oder in der Vorstellung deiner Zuhörer erzeugen willst, oder?
Also, wenn du willst, dass du selbst oder jemand anders etwas *nicht* sieht oder *nicht* daran denken soll, erwähne es auch nicht.
Unser Himmel ist also ein: „strahlend blauer Himmel” oder ein: „weiter blauer Himmel” oder er ist: „blau und sonnendurchflutet”.
Deutlich wird es auch in diesem Fall:
Du möchtest, dass deine Teilnehmer ihre Hände entspannt geöffnet, neben sich auf

die Erde legen. Eine gänzlich überflüssige Anweisung wäre es, *keine* Faust zu machen. Auch wenn es uns, aufgrund von allgemeinen Sprachgewohnheiten auf der Zunge läge. Vielleicht hatten deine Teilnehmer das nie vor?

Du würdest sie damit erst auf die Idee bringen und würdest zumindest einen, wenn auch kleinen, ungewollten Muskelreiz auslösen. Diese oder ähnliche Formulierungen sind in unserer Sprache überall zu finden und weit verbreitet. Wir sagen, was wir nicht wollen, um zu sagen, was wir wollen.

Die Worte *nicht*, *ohne* und *kein* können gegen dich wirken und erschweren dir die Arbeit (privat wie beruflich). In den meisten Fällen sind sie hinderlich und führen zur Verwirrung, verlangsamen die visualisierte Entspannung und erschaffen zwei gegensätzliche Bilderwelten.

Es ist viel konkreter, wenn wir statt: „Fahre bitte nicht so schnell"
„Bitte fahre etwas langsamer" sagten.
Wenn wir statt: „Ich bin nicht krank" „Ich bin gesund!" dächten.
Oder wenn aus: „Lass uns nicht streiten" „Lass uns versöhnen" wird.

Der Weg zur Erfüllung eines Wunsches ist so wesentlich kürzer und präziser formuliert. Doppelt erfolgreich bist du übrigens, wenn du deiner ersten Aufforderung eine zweite hinzufügst...

Bsp.: „Bitte gehe vom Gas und fahre etwas langsamer." Der Angesprochene hat die scheinbare Wahl und wird eine der Aufforderungen sehr wahrscheinlich erfüllen - das Ergebnis ist das gleiche.

Möchtest du allerdings ganz bewusst deine Wortinterpretation in eine andere Richtung gelenkt sehen, kannst du die Nicht-Formulierung auch positiv für dich oder andere nutzen.

Bsp.: Ein Freund führt dir seine eben gemachte Erfindung vor.

Spontan denkst du vielleicht: „Oh Schreck, sieht furchtbar aus und funktionieren tut´s auch nicht richtig..." Auch dein Freund gesteht ein, dass die Funktion und das Design unbedingt überarbeitet werden müssen.

Du möchtest deinen Freund motivieren. Also sagst du: „Gar *nicht* schlecht..."

In diesem Fall weist das *nicht* auf die Möglichkeit der Wandlung hin. Was gar *nicht* schlecht ist, kann auch schnell recht gut sein. Die bewusste Ebene ordnet in diesem Fall das *nicht* richtig ein. Doch denke daran: Das Unterbewusstsein hört immer mit.

Im Bereich des Unterwussten gelten andere Regeln als an der rationalen Oberfläche - schnörkelloser, eindeutiger.

Während wir auf unserer ratio-bewussten Ebene den Satz: „ich will nicht versagen“ formulieren und glauben, es gut zu meinen, hört unser Un(ter)bewusstsein wahrscheinlich den Satz: „ Ich will (...) versagen“.

Ungünstig, oder? Die Bedeutung des Wortes *„Nicht“* bleibt (auch hier wahrscheinlich) im Filter zum Un(ter)bewusstsein hängen. Aus Fairness sei erwähnt, dass auch dies eine Annahme unseres Ratio-Bewusstseins ist.

Ausnahme auch hier: Die Verwendung von *nicht* oder *kein* kann durchaus wirkungsvoll sein, wenn damit ein Zustand abgewendet oder beseitigt werden soll, der aktuell besteht und spürbar ist.
Sollten die Hände deines Zuhörers zu Fäusten geballt sein - und ist ihm dies nicht bewusst - so sagst du:
„Keine Faust - deine Hände ruhen offen und entspannt auf der Erde“
Sei dir bewusst, dass Worte auf unterschiedlichen Ebenen unterschiedliche Reaktionen hervorrufen, und dass das Ratio-Bewusstsein und das Un(ter)-bewusstsein miteinander in Verbindung stehen. Worte können Bilder schaffen, und Bilder können Gefühle, sogar Emotionen auslösen, welche letztendlich in einer Handlung oder einem neuen Gefühl münden.

## Suggestionen, Affirmationen und Stimmungsformeln

*Wenn die Suggestionen zu deinen Wünschen und Zielen passen, füge sie in die Reisen ein - oder meditiere täglich mit ihnen. Vielleicht legst du dabei eine Hand auf dein Herz und eine auf deinen Bauch und wiederholst immer wieder leise deine Lieblings-Suggestion... Suggestionen wirken am besten, wenn sie aus tiefstem Herzen kommen - darum formuliere zu jedem Umstand, welcher dich daran hindert glücklich zu sein, deine eigene Seelen-Formel.*

## Gesundheit und Heilung

*„Von nun an geht es mir immer besser und besser"*
*geht es bergauf"*
*lasse ich Licht und Gesundheit in mein Leben"*

*„Ich bin / Du bist / Es ist*
*durch und durch kerngesund*
*heilende Wärme*
*heilendes Licht durchströmt meinen / deinen / seinen ganzen Körper"*

*„Ich bin durch und durch kerngesund...*
*Mein Herz ist stark - meine Arterien und Venen sind frei und elastisch"*

*„Ich bin durch und durch kerngesund...*
*Meine Lungen sind gesund und meine Bronchien sind geschützt"*

*„Ich bin durch und durch kerngesund...*
*Mein Magen / mein Darm ist ruhig - ganz ruhig"*

*„Ich bin durch und durch kerngesund...*
*Meine Gelenke sind frei und beweglich"*

*„Ich bin durch und durch kerngesund...*
*Meine Knochen und Zähne sind stark und stabil"*

*„Ich bin durch und durch kerngesund...*
*Meine Haut ist glatt und geschmeidig"*

*„Ich bin durch und durch kerngesund...*
*Mein Kopf ist frei und herrlich leicht"*

*„Ich bin durch und durch kerngesund...*
*Meine Nerven sind völlig entspannt - meine Gedanken kommen zur Ruhe"*

*„Ich bin durch und durch kerngesund...*

[. . . . . . . . . . . . . . . . . . . . . . . . . . . . . . . . . . . . . . . . . . . .]
Setze deine ganz persönliche Gesundheitsformel ein und nimm sie mit in die Reise.

## Ruhe und Entspannung (bei Nervosität)

**Ruhe-Formeln**

*„Ich bin ganz ruhig - schwer, warm und entspannt"*

*„Der Atem kommt und geht - ganz ruhig. Alles in mir kommt zur Ruhe"*

*„Mein Herz schlägt ganz ruhig"*

*„Ich bin mir meines entspannten Zustandes voll und ganz bewusst"*

*„Ich nehme die Ruhe und den Frieden mit in den Alltag"*

*„Ich spüre ein warmes, gelb-goldenes Licht rund um die Magengegend"*

## Vertrauen, Gelassenheit und Sicherheit (bei Unsicherheit und Nervosität)

**Sorglos- und Sicherheits-Formeln**

*„Ich vertraue meinem Bauchgefühl*
*meiner inneren Stimme und finde mit Sicherheit den richtigen Weg"*

*„Alles geschieht von selbst - und alles ist gut so wie es ist"*

*„Nichts ist mehr wichtig - und alles ist schön so wie es ist"*

*„Gelassenheit trägt mich federleicht von Ort zu Ort - den ganzen Tag lang"*

*„Gelassenheit wird mehr und mehr Teil meiner Persönlichkeit"*

*„Ich vertraue meinem Gefühl, genau das Richtige zu tun"*

*„Ich bin geborgen und sicher"*

*„Ich bin ruhig und entspannt und finde mit Sicherheit den richtigen Weg"*

*„Ich habe Vertrauen und entdecke die Fähigkeit, überall zuhause sein zu können"*

*„Ich spüre einen sicheren, roten Anker - tief unten in meinem Becken"*

*„Ich spüre ein goldenes, warmes Strahlen in meiner Mitte - hier bin ich ganz sicher"*

*„Ich habe immer die Wahl - und kann Dinge ändern - so, dass es mir gutgeht"*

*„Selbstvertrauen ist Teil meiner Persönlichkeit"*

*„Gelassenheit ist Teil meiner Persönlichkeit"*

## Auflösen und Befreien (bei Blockaden, Schmerzen, Traumata)

*„Ich löse mich von allem, was mich belastet oder stört"*

*„Ich entdecke die Fähigkeit in mir, mich von Dingen zu lösen, die mich behindern"*

*„Ich entdecke die Fähigkeit in mir, mir selbst, jedem und allem zu vergeben und zu verzeihen"*

*„Alles geht immer leichter - und leichter - und leichter"*

*„Du kannst jetzt alle deine Erwartungen ablegen - lass dich [es] einfach sein"*

*„Ich spüre ein helles, blaues Licht - das meine Kehle und meine Worte befreit"*

**Liebe, Wärme, Mitgefühl (bei Verschlossenheit, Härte und Kälte)**

*„Meine Hände, meine Füße und mein Herz sind warm, warm, warm"*

*„Wärme legt sich wie eine schützende Decke um meine Schultern"*

*„Ich fühle ein gütiges, helles grünes Licht in meiner Herzgegend"*

*„Mein Herz ist groß und hat Platz für viele Menschen"*

*„Ich weiß, dass irgendwo in mir ein Quell der Liebe ist"*

*„Ich bin bereit, mich auf die große Liebe einzulassen"*

*„Ich kann mitfühlen - frei von emotionaler Beteiligung"*

*„Auch wenn es mir nicht gleich gelingt - vergebe und verzeihe ich allen, denen ich je Groll entgegenbrachte"*

*„Herzenswärme ist Teil meiner Persönlichkeit"*

**Aufmerksamkeit und Gegenwärtigkeit (bei Müdigkeit und Unkonzentriertheit)**
**Wach-Formeln**

*„Obwohl ich mich in einer tiefen Entspannung befinde, bin ich wach und aufmerksam"*

*„Ich bleibe wach, entspannt und aufmerksam"*

*„Ich kehre aufmerksam zu meiner Reise / Entspannungsübung zurück"*

*„Ich bin mit meiner ganzen Aufmerksamkeit bewusst und erfrischt in das Hier und Jetzt zurückgekehrt"*

*„Ich lebe bewusst im Hier und Jetzt"*

*„Ich konzentriere mich auf das Wesentliche und tue mit Erfolg genau das Richtige"*

*„Ich spüre und sehe ganz bewusst ein indigoblaues Leuchten zwischen meinen Augenbrauen"*

## Inspiration und schöpferische Kraft (bei Ideenlosigkeit)

**Kreativ-Formeln**

*„Es gibt noch mehr - noch so viel mehr"*

*„Ich freue mich auf meine Träume - und werde Inspirierendes in mein Wachbewusstsein transportieren"*

*„Voller Selbstvertrauen bist du nun bereit, deine Fähigkeiten und Talente zu entdecken - und bist bereit, deine Potenziale ganz zu entfalten"*

*„Ich öffne meine Sinne für alles Neue und Inspirierende"*

*„Ich mach mich auf, um noch mehr von der Schönheit des Lebens zu entdecken"*

*„Ich spüre ein lebendiges, oranges Leuchten - tief in meinem Unterleib"*

*„Inspiration und Kreativität sind Teil meiner Persönlichkeit"*

## Neuordnung, Kraft und Mut

| | | |
|---|---|---|
| *„Jeder neue Gedanke* | | *kompletter Neustart sein"* |
| *„Jeder Schritt* | *kann ein* | *neuer Anfang sein"* |
| *„Jede neue Sicht* | | *völliger Neubeginn sein"* |

*„Ich freue mich auf meine Träume - und werde die Antwort auf meine Frage ins Wachbewusstsein transportieren"*

*„Alles ist so klar, dass ich den Grund deutlich sehen kann"*

*„Ich beginne bei mir, die Welt zu verbessern"*

*„Ich nehme nur Gutes in mir auf und lasse es wachsen und gedeihen"*

*„Ich habe Freude an der Veränderung und genieße den Weg"*

*„Ich habe Freude an neuen Ansichten"*

*„Ich vertraue meiner inneren Weisheit"*

*„Alles ist gut - und fühlt sich schon viel besser an"*

*„Ich löse mich von allem, was mich hindert, das zu sein, was ich sein möchte"*

*„Ich bin nun bereit, mich den Herausforderungen meines Lebens zu stellen und Dinge zu verändern - so, dass sie mir guttun"*

*„Ich spüre die Gewissheit in mir, dass ich die Fähigkeit habe, alles Gute - und nur das Gute - in mir aufzunehmen"*

*„Mut und Kraft sind Teil meiner Persönlichkeit"*

*„Zuversicht ist Teil meines Denkens und Fühlens"*

*„Es ist nicht wichtig, dass du jetzt schon genau weißt, welches die Lösung ist, sondern dass du spürst, dass sich etwas zum Guten verändern wird"*

*„Es ist nicht wichtig, dass du jetzt schon weißt, was sich verändert, aber du kannst spüren, dass es besser und leichter sein wird"*

**Schlafen (bei Einschlafstörung)**
**Schlaf-Formeln**

*„Ich bin müde - sehr müde - und schlafe jetzt zufrieden ein"*

*„Nun kann ich seelenruhig einschlafen"*

*„Vielleicht schlafe ich nicht sofort ein, aber ich kann spüren, wie angenehm die Ruhe ist"*

*„Vielleicht kannst du noch nicht* ***gleich*** *einschlafen, aber du wirst bemerken, dass es sehr angenehm ist, nichts zu tun"*

## Atem- und Heilmeditationen

### Ruhe und Entspannung

Lege dich ganz entspannt auf den Rücken...
Spüre deinen Körper auf dem Boden...
Weich, schwer, warm und locker...

Lenke nun deine Aufmerksamkeit auf **den** Bereich deines Körpers, wo du den Wunsch zum nächsten Einatmen verspürst...
Fühle dich dorthin - ganz in Ruhe...
Genieße die langen Momente **nach** dem Ausatmen...
Momente der Stille...

Jedes Einatmen schenkt dir Ruhe...
Jedes Ausatmen Entspannung...

Spüre beim Einatmen das Heben deines Bauches und deiner Brust...
Spüre beim Ausatmen das weiche Sinken von Bauch und Brustkorb...

Formuliere nun beim Einatmen still das Wort: R u h e...
Formuliere beim Ausatmen still das Wort: E n t s p a n n u n g...

Einatmen bringt Ruhe...
Ausatmen schenkt Entspannung... Immer wieder...

**Atemwasser (bei Schmerzen, Blockaden und Beschwerden)**

Fühle dich in deinen Körper hinein...
Lokalisiere den Bereich, an dem du die Beschwerde deutlich spürst - oder wo du die Ursache vermutest... Lass dir Zeit...

Atme **t i e f** ein - und gründlich aus...
Du kannst dir den Atem und seine Kraft als reines Wasser vorstellen...
Atemwasser - klar, frisch und reinigend...

Flute nun - mit dem Strom des Einatmens - deinen ganzen Körper...
Besonders den Bereich, der dir Beschwerden bereitet...
Spüle mit dem Ausatmen die Verspannung, den Schmerz oder die Erkrankung hinaus...

Tu dies gründlich - und zur Sicherheit noch einmal...
Du kannst nun befreit durchatmen...

**Atemfeuer**

Fühle dich in deinen Körper hinein...
Lokalisiere den Bereich, an dem du die Beschwerde deutlich spürst - oder wo du die Ursache vermutest... Lass dir Zeit...

Atme **t i e f** ein - und gründlich aus...
Du kannst dir deinen Atem und seine Kraft als heilendes Feuer vorstellen...
Atemfeuer - feurig, wohltuend und reinigend...

Erreiche mit den warm-züngelnden Flammen des Atems deinen ganzen Körper...
Besonders den Bereich, der dir Beschwerden bereitet...
Wie ein Blasebalg - entfachst du immer wieder die Flammen...
Das Atemfeuer reinigt - und lässt den Schmerz verglühen...

Tu dies gründlich - und zur Sicherheit noch einmal...
Du kannst nun befreit durchatmen...

**Atmen ist ein Tauschgeschäft**

Finde deine bequemste Position - so, dass du dich richtig wohlfühlst. Schließe deine Augen und atme ein- bis zweimal tief und bewusst langsam durch... Lass dir Zeit... Spürst du, wie dein Atemfluss sich reguliert?

Ausatmen löst und entspannt...

Atme nun einige Male bewusst langsam und gründlicher aus - und beginne, sorgenvolle Gedanken, Emotionen oder andere Dingen, die dich belasten, aufzulösen...

Wir wollen reisen - vielleicht erst ein Stück gemeinsam...
Wir wollen eine Reise durch deinen Körper unternehmen...
Tauche nun ein... Lass dir Zeit...
Wo könntest du dich nun befinden? Im Kopf? In der Brust? Im Bauch? Oder woanders?

**Egal wo du bist - lass uns zu deinen Füßen und Beinen wandern...**
Wie nimmst du deine Füße und Beine wahr? Ganz ohne Wertung...
Wie fühlt sich dieser Bereich an? Kalt oder warm? Steif oder beweglich? Schwach oder stark? Gibt es hier etwas, was dich bremst oder behindert? Wenn hier Störungen, Verspannungen, Schmerzen oder Blockaden sitzen, dann kannst du dich nun davon lösen... Mit dem nächsten oder dem übernächsten Ausatmen davon lösen...
Atme aus - gib frei, was dich stört und atme frische, gesunde Energie ein. Lass diese Energie bis in deine Beine und Füße strömen...

*So wollen wir das mit verschieden Körperregionen machen, in denen Verspannungen, Blockaden, Schmerzen oder andere Störungen sitzen können... Grund dafür können Krankheit, Traumata aus Kindertagen oder andere unangenehme Erlebnisse sein - die immer noch in unserem Körper festsitzen - die gar nicht daran dachten, sich aufzulösen - weil wir nie daran dachten, sie aufzulösen... Aber nun tun wir es... Ein Anfang...*

**Nun bewege dich in deiner Vorstellung in deinen Beckenbereich...**
Beckenboden, Schoß, Gesäß, Hüften, Unterleib und Unterbauch...
Wie empfindest du diesen Bereich? Ganz ohne Wertung...
Hart oder weich? Kalt oder warm? Eng oder offen? Wenn du das Gefühl

hast, dass hier eine Blockade oder eine andere Störung sitzt, dann kannst du sie nun auflösen... Atme durch, löse sie auf - und atme aus...
Frische, reine Energie strömt mit dem Einatmen in deinen Körper - bis in deinen Unterleib...

**Wandere in deiner Vorstellung in deinen gesamten Bauchraum...**
Wie ist es hier? Dunkel oder hell? Hart oder weich?
Wenn du dich hier von unangenehmen Dingen und Emotionen lösen möchtest, dann tu es jetzt... Mit dem Ausatmen... Tu es gründlich... Spürbar und vielleicht auch hörbar... Atme frische Energie wieder ein...

**Nun spüre dich in deinen Brustraum hinein...**
Wie ist es hier? Stickig oder luftig? Dunkel oder hell? Gibt es hier etwas, von dem du dich lösen möchtest? Atme tief durch - und löse dich von Sorgen und anderen Dingen, die dir Kraft rauben... Atme frische, starke Energie ein und fülle deinen gesamten Brustraum damit...

**Dann fühle dich aufmerksam zu deinen Armen und Händen...**
Was empfindest du hier? Ganz ohne Wertung... Schwäche oder Kraft? Blockade oder Fluss? Gibt es etwas, das dir zuviel ist?
Dann gib es ab - gib es aus den Händen... Atme aus... Mach dich frei - und atme neue Energie ein...

**Als nächstes sind deine Schultern an der Reihe...**
Wie fühlen sich deine Schultern an? Fest oder locker? Hoch oder tief? Schmal oder breit? Eng oder weit? Gib alle Belastungen der Vergangenheit mit dem Ausatmen ab... Atme Leichtigkeit und frische Energie wieder ein...

**Nun wandere in deiner Vorstellung zu deinem Halsbereich empor...**
Was nimmst du hier wahr? Enge oder Weite? Gefangenschaft oder Freiraum? Möchtest du dich von irgendetwas freimachen? Löse dich von unangenehmen, aktuellen Eindrücken. Mach es gründlich... Mit dem Ausatmen... Raus damit... Atme helle, reine Energie ein...

**Jetzt konzentriere dich auf deinen Kopf...**
Was nimmst du dort wahr? Dunkelheit oder Helligkeit? Durcheinander oder Klarheit? Enge oder Freiraum? Atme aus - und löse dich von unangenehmen Gedanken, Eindrücken, Bildern und Erinnerungen...
Atme reine, klare Energie ein...

Wenn du irgendwo in deinem Körper noch Verspannungen spürst - oder Blockaden und Störungen vermutest, wandere noch einmal dorthin und wiederhole den Vorgang in diesem Bereich - bis du dich besserfühlst...

*Du kannst die Meditation „Atmen ist ein Tauschgeschäft“ mit dem Atem-Wasser oder Atem-Feuer noch verstärken... Und wenn du noch magst, dann schließe die folgende Meditation gleich an...*

**Auf und davon**

Rekle dich und spanne all deine Muskeln noch einmal an...
Lass jetzt los und entspanne dich... Lass dich sinken - weich und bequem...

Vielleicht hast du früher schwere Zeiten durchgemacht -
Und vielleicht hast du manchmal das Gefühl, dass diese Zeiten noch da sind...

Hast du Beschwerden, die dich belasten?
Wenn du dich nun von deinen Belastungen lösen möchtest, atme zuvor zwei- bis dreimal tief - und bewusst langsam - ein und aus... Lass dir Zeit...
Spürst du, wie dein Atemfluss sich reguliert?

Tauche ein in deine Bilderwelt und begib dich - in deiner Fantasie - an einen wunderschönen Ort...

Vielleicht liegst du nun im weichen Sand zwischen schützenden Dünen am Meer, oder auf einer sonnigen Blumenwiese im Schatten eines Baumes...
Du kannst auch hier bleiben, weil du dich hier wohl und sicher fühlst...

Und nun stelle dir vor, du hast einen kleinen, weichen Luftballon...
Gib ihm deine Lieblingsfarbe... Rot? Grün? Blau? Oder anders?
Puste nun deine Angst, deine Wut oder deine Schmerzen in den Luftballon...
Das geht ganz leicht. Mit jedem Ausatmen füllt sich der Ballon mit deinen Sorgen oder deinen Beschwerden... Der Ballon füllt sich immer mehr und wird immer praller...
Wenn du das Gefühl hast, dass der Ballon voll ist,
verschnüre Ihn mit einer Schnur - und halte ihn noch einen Moment fest...

Spüre, wie straff die Schnur gespannt ist... Der Ballon will steigen...
Bist du bereit?

Öffne deine Hand und lass den Ballon los...
Lass die Angst, die Wut, die Sorgen oder die Schmerzen los...

*Es fühlt sich so viel besser an - vergangene Ereignisse liegen hinter dir...*
*Dinge, die dich schwächten und dir wehtaten - lässt du gehen...*
*Sie sind vergangen. Du nimmst nur das an, was dir im Jetzt guttut.*
*Ereignisse aus der Vergangenheit, die dich emotional gefangenhielten, sind vergangen... Lass sie los - und gib sie frei...*

Sieh - wie der Luftballon steigt und sich immer weiter entfernt...
Sieh ihm nach...
Das war deine Angst, deine Wut oder dein Schmerz... *Auf und davon...*
Sieh dem Luftballon nach - bis er nur noch ein winzig-kleiner Punkt am Himmel ist und dann verschwindet...
Ganz sicher für eine Weile - oder auch für immer...

Jetzt hast du viel Platz geschaffen - und kannst ein ganz neues Gefühl von Freiheit, Erleichterung und Ausdehnung in dir spüren...

Du hast nun Raum für Neues und Gutes... Für Dinge, die dir guttun...
Für Dinge, die dir helfen - dich heilen...
Gib ihnen den Raum und die Zeit, die sie benötigen...
Gib auch dir den Raum - und die Zeit - all die guten Dinge anzunehmen - die dich heilen...

Du bist es wert, das zu tun... Du brauchst dich noch...
Spüre die entspannte Klarheit in dir...

Vertraue der Kraft, die dich umgibt, die auch in dir zuhause ist...
Die Kraft, die dich beschützt...
Auch wenn du sie nicht siehst - ist sie doch da...

Du kannst diese Kraft mit jedem neuen Atemzug in dir aufnehmen...
Atme sie ein... Lass sie zu dir... Nimm sie an - und in dir auf...

Atme noch einmal tief und befreit durch... Wie fühlst du dich jetzt?

**Duftender Farbenrausch**

Stell dir vor, du bist auf einer Sommerwiese...
Bei genauerem Hinsehen entdeckst du eine Anzahl wunderschöner, bunter Blumen - mit weit geöffneten Blütenkelchen...

Sie stehen da - in ihrer Schönheit...
Stehen da - und verströmen ihren Duft...
Sie stehen einfach nur da - und warten, bis du ganz nah zu ihnen kommst - und tief einatmest...

Suche dir die schönste Blume aus...
Wie duftet deine Blume? Pudrig-weich? Aromatisch? Sinnlich? Citrus-rein? Oder anders?

Und welche Farbe hat sie? Rot? Orange? Gelb? Blau? Violett? Oder anders? *Düfte und Farben können Energie sein*

Atme **t i e f** ein - und nimm den Duft und die Farbe in dir auf...
Spüre, wie die Energie der Blume in deinen ganzen Körper fließt - sich ausbreitet - deinen Kopf durchflutet - deine Lungen füllt - in deinen Bauchraum strömt - und dein Herz erreicht...

Die duftende, farbige Energie fließt mit deinem Blut - und erreicht die feinsten Kapillaren...

Der duftende, farbige Strom füllt Lücken und kann Wunden heilen...

Wenn du über und über mit dieser duftenden, farbigen Energie angefüllt bist - und tief in dir das Gefühl erwacht, dass es jetzt besser ist - dann komm zurück ins Hier und Jetzt - und spüre die wundervolle Veränderung...

## Hypnotische Ruhebilder

### Das weiße Segel

Stell dir vor, ein warmer Wind fährt dir durchs Haar und du riechst ganz deutlich das Meer...
Als du deine Augen öffnest, ist dein Blick frei -
und schweift über das türkisblaue Wasser...
Alles ist wunderschön und so wie es dir gefällt...
Siehst du das Glitzern der Sonnenstrahlen auf den kleinen Wellenkämmen?
Die Sicht ist klar... Siehst du die kleine Insel?
Weit, weit draußen entdeckst du das weiße Segel eines Bootes,
das g a n z l a n g s a m vorüberzieht... Folge dem Segel mit deinen Augen...
Gemächlich zieht es seine Bahn - wie ein friedliches Fähnchen...

- Sieh nur auf das Segel - das weiße Segel -
langsam langsam langsam - zieht es dahin...

Und dann - irgendwann - verschwindet es hinter der Insel...
Und du siehst nur das Glitzern der Sonnenstrahlen auf den kleinen Wellenkämmen...

### Gebirgsbach

Stell dir vor, du hörst ganz deutlich Wasser plätschern...
Und als du die Augen öffnest, sitzt du am Rand eines Gebirgsbaches...
Alles ist wunderschön und so wie es dir gefällt...
Du sitzt auf einem bequemen Stein und lauschst einen Moment dem gleichtönigen Plätschern...
Sieh dem Wasser nach, wie es über die Steine tanzt - auf seinem Weg hinunter ins Tal... Es ist warm - sehr warm...
Du kannst dich erfrischen... Langsam tauchst du deine Hände in das kühle, klare Gebirgsbach-Wasser...
Herrlich - wie rein und frisch das Wasser deine Hände umspült...
Wunderbar erfrischt ziehst du deine Hände wieder aus dem Wasser und betrachtest sie genau...
Siehst du auf deinen Händen die Wassertropfen glitzern?

Die Sonne funkelt hundertfach darin...
Deine Hände sind wie von Diamanten übersät...
Sieh genau hin.
- Beobachte und betrachte einen einzigen Tropfen ganz genau -
Sieh ihn dir an.
Kannst du dich darin erkennen? Betrachte dich in dem Wassertropfen
- ganz deutlich -
Du kannst noch mehr erkennen...
Die ganze Welt spiegelt sich darin - in einem einzigen Tropfen
- ganz deutlich -
Dann sieh wieder deine Hand...
Sieh den Bach, das plätschernde Wasser...
Schließe deine Augen einen Moment...
Öffne sie und du findest dich wieder... Im Hier und Jetzt.

**Das Ahornblatt**

Stell dir vor, du sitzt bequem auf einer Bank - unter einem Baum - und schaust in die Ferne...
Es ist warm, Frühlingswarm und vor dir erstreckt sich eine herrlich-grüne Landschaft...
Ganz in deiner Nähe beobachtest du ein paar Pferde auf einer Koppel...
Ihr Fell glänzt im Sonnenlicht, sie toben ausgelassen miteinander und ihr fröhliches Wiehern dringt bis zu dir herüber...
Alles ist wunderschön und so wie es dir gefällt...
Über dir hörst du etwas rascheln... zwei Eichhörnchen spielen und springen in den Ästen...
Ein Blatt fällt... G a n z l a n g s a m fällt ein grünes Blatt vom Baum...
Langsam segelt es trudelnd durch die Luft...
Und landet auf deinem Schoß... Du nimmst es auf - betrachtest und betastest es in aller Ruhe... Und wenn du es dir vor ein Auge hältst und ins Licht schaust - leuchtet es hellgrün...

## Schlaf-Formeln

### Schön schlafen...

Ich liege warm und weich und geborgen
In Sicherheit gebettet

Ich bin ganz ruhig
Ich besinne mich auf meine Füße

Entspannt - schwer und frei
Das Gute, was ich heute erlebt habe, bleibt und wird mehr
Das weniger Gute dient mir als Lehre, hilft mir zu wachsen, hilft mir, es besser zu machen

Es wird immer ruhiger und ruhiger - immer leichter und leichter in mir
Und nun bin ich herrlich still, glücklich und leicht, denn ich schlafe gleich ein
Das ist schön...

### Meeresschlaf

Wellenberge und Wellentäler
heben und senken sich

Wellen kommen und gehen
wie der Atem kommt und geht

Brustkorb und Bauch heben und senken sich -
durch den Atem
Und alles geschieht von selbst -
ganz ruhig und gleichmäßig

Ruhig und gleichmäßig kommt und geht der Atem
Und das macht mich ruhig - ganz ruhig

Und ich bin müde - müde
Möchte schlafen - jetzt schlafen
Nur schlafen...